I0072438

ÉTUDE

SUR

L'ANATOMIE NORMALE

ET LES

TUMEURS DU SEIN CHEZ LA FEMME

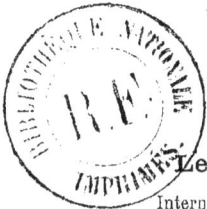

PAR

Le Dr CADIAT,

Interne des hôpitaux de Paris,
Préparateur du cours d'histologie à la Faculté de médecine,
Membre de la Société anatomique.

AV   3 PLANCHES ET 20 FIGURES LITHOGRAPHIÉES

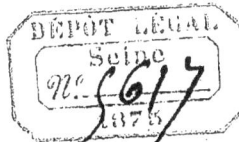

PARIS

A. PARENT, IMPRIMEUR DE LA FACULTÉ DE MÉDECINE

RUE MONSIEUR-LE-PRINCE, 29 ET 31.

1875

ÉTUDE

SUR

L'ANATOMIE NORMALE

ET LES

TUMEURS DU SEIN CHLZ EA FEMME

AVANT-PROPOS.

L'histoire des tumeurs du sein est restée jusqu'ici assez obscure, malgré la fréquence de ces affections et le grand nombre de travaux dont elles ont été l'objet. Ce qui a fait naître tant d'incertitude, tant d'opinions différentes, c'est que, jusqu'ici, on n'a pas tenu suffisamment compte de l'anatomie normale de la glande mammaire. On s'est contenté de l'étudier généralement au moment où elle était le plus développée, c'est-à-dire pendant la lactation. Mais l'étude des différentes phases par lesquelles elle passe avant la puberté, après la grossesse, après la ménopause, a été tout à fait négligée. Cette étude cependant renferme, on peut le dire, toute sa physiologie.

En 1851, Langer a publié un travail fort bien fait sur cette question. Le sein y est étudié à tous les âges, depuis la période embryonnaire. Néanmoins, les traités d'anatomie, qui ont paru depuis, n'ont pas reproduit suffisamment tous les détails importants que cet auteur a exposés, et au point de vue de la physiologie et de la pathologie, n'en ont tiré aucune conclusion. Ce mémoire a donc passé, du moins en France, presque inaperçu. On verra cependant qu'ici, plus que pour aucun autre organe, l'étude de l'anatomie normale est indispensable, si on veut comprendre les différentes modifications, tant physiologiques que pathologiques, que peut subir la glande mammaire.

C'est d'après l'étude minutieuse de toutes les transformations qu'elle traverse à tous les âges, qu'il faut refaire son histoire complète.

J'ai essayé d'en tracer une ébauche dans le travail qu'on va lire. Le temps m'a manqué pour faire davantage.

A défaut de cette étude complète que je voudrais présenter ; laissant de côté toutes les autres considérations, je pense au moins avoir apporté ici des preuves irréfutables de l'existence des tumeurs adénoïdes, comme un fait habituel ; ce qui semble contesté par certains auteurs, et avoir montré aussi les relations entre le développement de ces tumeurs et les phénomènes physiologiques. Les adénomes, rares dans les autres glandes, pour des raisons faciles à comprendre que l'on verra plus loin, s'y trouvent cependant.

Je tiens d'autant plus à prouver leur existence fréquente que l'adénome est pour moi, un des types, d'après lesquels il serait peut-être possible d'entreprendre une classification naturelle des tumeurs en général.

Quelque hasardée que puisse paraître une telle entreprise, j'avais essayé de l'aborder, et je n'avais pas d'autre but en étudiant les adénomes du sein. Voici quelles étaient les raisons qui me poussaient à chercher leurs caractères.

On peut dire, d'une façon générale, qu'il existe trois types de tissus constituant les tumeurs.

Le premier représente un tissu normal, il a ses vaisseaux, ses nerfs, toutes les parties nécessaires à sa nutrition, sans prédominance marquée d'un élément sur l'autre: c'est l'hypertrophie. Le deuxième type est représenté par l'agglomération de parties élémentaires complexes (culs-de-sac glandulaires, papilles, vaisseaux). Le troisième, enfin, est constitué par la réunion de simples éléments anatomiques.

La marche des tumeurs, leur degré de malignité sont en rapport avec ces divisions.

Les premières ne causent qu'une gêne mécanique ; les secondes, quelque graves qu'elles puissent être localement, sont généralement circonscrites. Les troisièmes sont la plupart du temps des manifestations de maladies générales, constitutionnelles.

En un mot, dans la même espèce, plus la forme élémentaire est complexe, plus la tumeur est bénigne, plus cette forme est simple et plus elle est maligne.

Ainsi, pour l'épithélioma, il existe : 1° l'hypertrophie papillaire ; 2° la tumeur papillaire, formée de papilles très-développées, enchevêtrées en tous sens, envahissant les tissus environnants, mais dans laquelle les épithéliums et tous les autres éléments sont régulièrement développés ; 3° le cancroïde, véritable cancer où les anomalies

de développement portent sur la partie la plus simple,
la cellule épithéliale.

Ainsi ces tumeurs, désignées sous le nom d'épithélio-
mas, se trouvent classées d'une façon naturelle d'après la
complexité de leur organisation. Une telle classification
exprime assez bien les degrés de gravité plus ou moins
grande des lésions.

Avec les tumeurs dérivant non plus du tissu dermo-pa-
pillaire, mais du système glandulaire, on arrive, comme
nous allons le faire voir, à des conclusions analogues.

Du reste, ces résultats pouvaient se prévoir *à priori*.

Car le tissu morbide formé par une simple agglomération d'éléments n'a pas de siége déterminé dans tout le
système anatomique auquel ces éléments appartiennent.
La généralisation est donc son caractère fondamental. Le
tissu, au contraire, formé de parties plus complexes,
comme les vésicules glandulaires, est localisé dans les
points où existent normalement ces parties.

Dans les tumeurs du sein, que nous allons étudier,
nous verrons successivement ces trois espèces : l'hypertrophie mammaire, tumeur sans gravité ; l'adénome, dans
lequel le mouvement hypertrophique, les troubles de
nutrition, portent sur une partie complexe, sur le cu-
de-sac glandulaire, et jamais sur l'élément anatomique. Il
se comporte comme une tumeur tantôt bénigne, tantôt
maligne localement, mais n'infectant jamais l'économie.

Enfin, au troisième terme nous trouvons le cancer,
dans lequel le cul de sac, la vésicule glandulaire n'existe
même plus. C'est dans la cellule que réside toute la lésion.
Cette classe renferme des tumeurs généralisées presque
toujours. Ces exemples font comprendre les propositions
que j'ai énoncées tout d'abord. Ce que j'ai entrepris pour

le démontrer, au sujet des tumeurs du sein, il faudrait le faire et le vérifier pour toutes les autres, avant que je puisse songer à présenter une classification quelconque. Je ne me dissimule pas toutes les difficultés d'un pareil travail, dont je n'ai envisagé, jusqu'ici, qu'une faible partie.

CHAPITRE PREMIER

Anatomie du sein.

Lorsqu'on examine le sein d'une femme n'ayant pas encore eu d'enfant, on trouve qu'il est formé d'une masse dure, commençant au mamelon et s'étalant circulairement [au-dessous du derme, de façon à constituer une sorte de plaque épaisse reposant sur le tissu graisseux, qui le sépare de l'aponévrose du grand pectoral.

Sur une coupe de toute la région, on voit nettement cette plaque formée de tissu blanc, nacré, tellement dur, qu'on a beaucoup de peine à le couper, très-distinct du tissu graisseux qui l'environne. C'est là ce qui représente la glande mammaire. En certains points, principalement sur les parties périphériques, se trouvent de petits nodules agglomérés, gros comme des têtes d'épingle. Ces nodules ont été pris pour des grains glandulaires.

Si l'on cherche maintenant quelle est la nature de cette plaque, on lui trouve tous les caractères du tissu fibreux. A l'œil nu, elle en a la couleur, elle en possède la dureté. Un fragment séparé, qu'on plonge quelque temps dans l'acide acétique, se transforme en une masse gélatineuse, complètement transparente, au milieu de laquelle on aperçoit quelques fines traînées blanchâtres. Ces lignes, presque imperceptibles, examinées au microscope, ont la structure de conduits remplis d'épithélium représentent réellement la partie glandulaire de l'organe. Mais on voit tout d'abord, par ce seul examen facile à faire, que ces conduits n'occupent qu'une bien faible partie de la masse totale. Nous verrons aussi qu'ils n'ont pas la structure de véritables éléments glandulaires.

Ainsi, en résumé, on peut dire que toute cette masse dure qui forme le sein de la femme, avant la grossesse, est constituée par du tissu fibreux, traversé seulement par quelques fins conduits, premiers linéaments des éléments glandulaires qui se développeront dans la suite.

Nous allons suivre maintenant le développement du sein, à partir de l'époque embryonnaire, et nous verrons ce que deviennent à toutes les périodes ces deux parties constituantes : 1° la plaque fibreuse ; 2° les canaux galactophores.

La plaque de tissu fibreux est représentée primitivement par un amas de noyaux (noyaux du tissu lamineux), en forme de lentille, situé au-dessous du derme. D'après Langer, au milieu de ce corps lenticulaire, qu'on aperçoit déjà sur des embryons mesurant sept centimètres et demi de la tête aux fesses, se trouve une petite fossette centrale, que Meckel avait vue sur des embryons de trois mois, et il considérait tout l'ensemble, la fossette et le corps lenticulaire, comme les premiers éléments du mamelon. Tandis que pour Langer, ils représentent toute la mamelle.

Cette fossette centrale sera le centre autour duquel on verra peu à peu se développer les canaux de la glande, ou plutôt les cylindres épithéliaux qui les représentent. D'après Langer, après le 6e mois de la vie intra-utérine, on peut déjà voir des divisions sur ces conduits. Généralement on trouve deux bourgeons sur chacun d'eux.

La mamelle du nouveau-né est bien limitée, saillante, facile à isoler et elle renferme des conduits dont quelques-uns portent des branches de second ordre ; mais elle conserve toujours son homogénéité, et n'est pas divisible en lobules.

Ces conduits renferment des noyaux qui les remplissent complètement et qui sont beaucoup plus nombreux là où de nouvelles branches vont bourgeonner.

Le premier développement de la glande mammaire est par conséquent lié à l'existence d'un corps particulier ayant une existence propre, dans lequel les conduits naissent indépendamment de la fossette cutanée, et par conséquent ne sont nullement des prolongements de la peau extérieure (Langer).

Ainsi, d'après Langer, c'est ce corps lenticulaire formé de tissu fibreux embryonnaire qui donnerait naissance aux éléments glandulaires. Je ne saurais partager cette manière de voir. Tout indique dans ces conduits un développement centrifuge partant de la fossette centrale. Cette fossette est la première partie de la glande qui apparaisse. Plus tard, lorsque les conduits sont formés, ils s'accroissent toujours par des bourgeons excentriques.

Rien ici ne semble indiquer comme dans le développement du tube digestif, par exemple, la rencontre de deux bourgeons épithéliaux marchant en sens contraire l'un de l'autre.

Il nous semble plus rationnel d'admettre : mais il faudrait encore de nouvelles recherches pour en avoir une démonstration incontestable ; que tous ces conduits dérivent de la couche épithéliale, du feuillet blastodermique externe, comme toutes les glandes de la peau, comme les organes génitaux tout entiers. La situation même de la mamelle au-dessus de la couche de tissu cellulaire sous-cutané en est encore une preuve.

Ce corps lenticulaire n'en joue pas moins un rôle très-important dans le développement de la glande. Il dérive du feuillet moyen ; c'est dans son épaisseur que se forment les vaisseaux. C'est donc lui qui sert à la génération des éléments accessoires qui fournissent aux véritables éléments glandulaires les parties essentielles à leur nutrition et à leur développement.

Nous voyons aussi que s'il précède la glande dans la vie embryonnaire, il prend aussi une part active dans la formation de nombreuses tumeurs.

« A l'époque de la naissance, les conduits sont perméa-« bles, ce qu'indique la sécrétion lactée qui existe à ce « moment. Chez les enfants de six mois, la division s'a-« vance jusqu'à former des branches de deuxième et troi-« sième ordre » (Langer).

A partir de la puberté, le développement de la glande qui avait été à peu près le même dans les deux sexes se fait beaucoup plus activement chez les jeunes filles.

A cette époque, les deux parties qui constituent le sein, c'est-à-dire la plaque fibreuse et les conduits galacto-phores, se développent simultanément. Mais ces derniers, quel que soit le volume que l'organe atteigne dans son ensemble, n'en occupent jamais qu'une partie insignifiante sur le sein normalement conformé.

Nous verrons, au contraire, qu'au moment de la lacta-tion, ce qui forme le sein, c'est une glande véritable, comme les autres glandes en grappe de l'économie, et la plaque fibreuse dissociée en tous sens par le développe-ment des culs-de-sac glandulaires est réduite à l'état de cloisons celluleuses.

Ces conduits qui existent chez les jeunes filles ne repré-sentent pas de véritables éléments glandulaires. Ce sont de simples bourgeons épithéliaux, formant des cylindres pleins, comme ceux qui chez le fœtus, précèdent le développement de toutes les glandes. Langer dit qu'une fois la menstruation établie, on voit à l'extrémité des canaux apparaître des *vésicules glandulaires* que l'on ne voyait pas auparavant.

Ce qu'il appelle des vésicules ce sont des bourgeons au nombre de 2 ou 3 à l'extrémité des canaux, comme ceux que nous avons représentés (pl. 1, fig. 1). Ils n'ont pas la structure de véritables vésicules glandulaires, et leur ensemble n'a rien de l'aspect d'une glande en grappe. Ils ne sont pas perméables.

« Quant à ce qui concerne les conduits (Langer), je dois relever tout d'abord la « manière différente dont ils se « comportent à la périphérie et au centre de la glande. «. Déjà dans la mamelle embryonnaire, se présentent dif- « férents degrés de développement des conduits qui ici son « d'autant plus évidents. Toujours la périphérie précède « le centre dans son développement. Il en est de même « chez la vierge et chez la femme en couches. Ce n'est « qu'à la périphérie qu'on voit sortir d'un troncule plu- « sieurs ramuscules fins qui ne sont pas toujours encore « les extrémités portant les vésicules glandulaires. Au cen- « tre, au contraire, sont des conduits non ramifiés comme « ceux de la glande du fœtus. »

Les conduits sont remplis de noyaux ; en dehors de ces conduits se voient encore dans le tissu fibreux des traînées de noyaux (noyaux du tissu lamineux), formant une sorte de gaîne autour des conduits, les prolongeant dans la masse fibreuse, de façon à tracer le chemin que ces conduits suivront dans leur développement.

Les seins d'une femme enceinte de 5 à 7 mois ont subi de nombreuses transformations. Cependant il n'existe pas encore une glande séparable en lobules. Le tissu de la mamelle a perdu son élasticité et sa dureté.

La plupart des conduits se terminent par des extrémités comparables à celles qui existent dans les parties les plus développées du sein de la jeune fille. Leur forme n'est pas changée encore, sauf un plus grand nombre de prolongements en cæcum sur leur paroi.

Bien que la mamelle n'ait pas encore positivement l'aspect d'une véritable glande, la proportion de tissu glandulaire est beaucoup plus considérable relativement au tissu fibreux. Ces conduits ne sont pas encore perméables, mais cependant on remarque déjà au centre une certaine quantité de gouttes de graisse.

« Les parties centrales d'un sein de femme qui vient « d'accoucher (Langer) représentent les parties périphé- « riques de celui d'une jeune fille. Et ce sont les canaux cen- « traux qui se sont peu développés à la première grossesse « qui se développent à la suivante, et sont les agents les « plus actifs de la sécrétion. »

Le sein d'une femme qui a eu des enfants, mais qui est encore réglée, présente des modifications importantes. On ne voit plus comme chez la jeune fille ou chez la femme qui n'a pas été enceinte cette plaque dure, homogène, séparable des tissus cellulo-graisseux environnants. La plaque fibreuse est dissociée pour ainsi dire, décomposée en travées, en tractus plus ou moins épais séparés les uns des autres par des masses adipeuses, le tout confondu avec le tissu cellulaire de la région. Souvent sur les parties périphériques, on voit des amas de petits noyaux durs ayant l'aspect d'acini. Ce sont non pas des grains glandulaires mais des noyaux fibreux qui se forment à la place où étaient les vésicules glandulaires pendant la lactation.

Les conduits sont revenus sur eux-mêmes et se présentent avec le même aspect qu'avant toute grossesse. Les culs-de-sac glandulaires disparaissent entièrement et les conduits reviennent eux-mêmes jusqu'à une distance considérable, ne laissant à leur place qu'une traînée de noyaux. D'après Langer, à une grossesse suivante les conduits de nouvelle formation ne se développeraient jamais à la même place que les précédents.

Après la ménopause le travail de retrait est encore plus accusé qu'après la grossesse. La plaque fibreuse se résorbe peu à peu et on ne trouve plus à sa place que des dépôts graisseux, traversés par les canaux galactophores les plus volumineux qui persistent encore et renferment une sérosité jaune verdâtre.

La mamelle revient sur elle-même comme après la grossesse, c'est-à-dire en commençant par le retrait des parties périphériques.

Ainsi, en résumé, nous voyons que la glande mammaire n'a qu'une existence transitoire. Pendant la grossesse, et la lactation seulement, elle possède une structure comparable aux autres glandes en grappe ; en dehors de ces époques c'est une masse fibreuse parcourue par quelques bourgeons épithéliaux.

Après la fécondation, ces bourgeons s'accroissent, envoient des branches dans tous les sens, et, à leur extrémité, se forment les véritables organes de la sécrétion lactée, les vésicules ou culs-de-sac glandulaires. Alors seulement la glande existe. La lactation passée, toutes ces parties de nouvelle formation disparaissent et les conduits se ferment. A une grossesse suivante, ceux qui ont déjà servi ne serviront plus (d'après Langer), et ce sont des bourgeons différents qui formeront la glande nouvelle.

On voit, par conséquent, que sous l'influence du développement de l'utérus ce n'est pas un simple phénomène
réflexe qui vient mettre en activité une glande complètement formée, comme l'excitation du lingual fait sécréter la
glande maxillaire, c'est un organe entier qui se forme de
toutes pièces et cet organe disparaît après la lactation.

Nous avons donné l'exposé des faits principaux signalés
par Langer. On voit bien, d'après lui, quelles transformations importantes subit la mamelle aux différentes périodes.

Mais ce que Langer n'a pas assez fait ressortir, c'est la
différence entre le sein d'une femme allaitant ou en état
d'allaiter et celui d'une femme qui n'est pas enceinte.

Les canaux glandulaires qu'il représente chez la jeune
fille, par exemple, ne sont pas de véritables organes de sécrétion. Entre eux et les cavités tapissées d'épithélium des
glandes en grappe, il existe une différence fondamentale.

Les premiers ne sont que des cylindres épithéliaux en
voie d'accroissement, tandis que les culs-de-sac glandulaires de la femme qui allaite ont tous les caractères des autres
glandes sécrétantes.

Si l'on se reporte aux figures 1 et 2 de la planche 1, prises
la première sur une femme ayant eu des enfants, mais non
enceinte, l'autre sur une femme morte quelque temps après
l'accouchement, il semble que ces dessins n'ont pas été faits
sur le même organe.

Dans l'une (1), ce sont des conduits assez fins, remplis
d'une matière amorphe, granuleuse, parsemée de petits
noyaux irrégulièrement distribués, sans paroi propre bien
distincte. — Dans celle prise sur le sein de l'accouchée, ce
sont, au contraire, des amas serrés de culs-de-sac, et ces
parties sont complètement formées, plus nettes même que

es culs-de-sac des glandes salivaires et du pancréas.

Chaque cul-de-sac possède sa paroi propre et une couche de cellules épithéliales polyédriques assez irrégulièrement segmentées, de 0,01 à 0,02 de diamètre. Elles laissent au centre un espace rempli de liquide. Quelle analogie établir au point de vue des caractères tirés de la forme et des fonctions entre ces parties?

J'ai voulu faire voir aussi dans quelle proportion la partie réellement glandulaire se développait pendant la grossesse. Pour cela, j'ai pris sur le sein d'une femme non enceinte un des points où l'on voyait le plus de canaux au milieu du tissu fibreux (fig. 3, planche 1).

Cette figure montre combien la proportion est faible.

Presque toute la masse est formée par du tissu fibreux. Certes, on ne peut reconnaître là l'aspect d'une glande en grappe.

C'est donc à tort que l'on parle de glande lorsqu'il s'agit du sein en dehors de la grossesse. Et que de fois cependant des chirurgiens ont été trompés par l'idée fausse qu'ils se faisaient de cet organe, en y cherchant les sensations de lobes que donnent les glandes véritables! Que de fois la plaque fibreuse, dissociée comme elle l'est après une grossesse, a donné cette apparence, et que de fois aussi ce tissu fibreux si dur a donné lieu à de graves méprises, qui auraient pu être évitées si l'on avait su que le sein passe par autant de transformations!

CHAPITRE II.

Tumeurs du sein.

ANATOMIE PATHOLOGIQUE

Le sein de la femme est le siége de nombreuses affections, qui, à première vue, semblent n'avoir entre elles aucun rapport de similitude. Les tumeurs qui s'y développent sont si variables dans leurs formes et tous leurs caractères extérieurs qu'elles paraissent constituer une foule d'espèces différentes qu'aucun lien ne rattache entre elles. On serait tenté de croire, en voyant leurs aspects si bizarres et si changeants, même d'un point à l'autre d'une de ces productions, que leur structure n'est assujettie à aucune règle.

Mais si l'on pénètre avec ordre dans leur étude, si l'on suit les phases de leur évolution, on arrive à comprendre que chacune de ces formes multiples n'est pas le résultat d'une loi de développement différente.

Nous ferons voir en effet qu'il n'existe que trois espèces de tumeurs appartenant en propre à la mamelle :

L'hypertrophie vraie ;

L'adénôme ;

Le cancer épithélial.

Chacune de ces espèces, nettement distincte des deux autres, se présente avec une foule de variétés de formes suivant l'époque, la phase dans laquelle on l'étudie, sans changer pour cela de nature.

Étant données les trois parties constituant le sein, c'est-à-dire :

Cadiat.

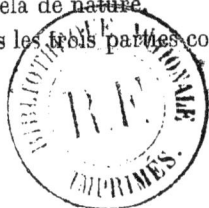

2

1° L'élément glandulaire, canaux galactophores et culs-de-sac considérés dans leur ensemble ;

2° Le tissu fibreux ;

3° L'épithélium ;

Nous verrons comment les troubles de nutrition portant sur ces trois parties peuvent engendrer toutes les formes de tumeurs mammaires. Comment la combinaison des deux premières produit les hypertrophies, les adénômes, kystes, cystosarcomes, etc. Comment les mêmes anomalies portant sur la cellule épithéliale font naître les cancers épithéliaux de toute nature : encéphaloïde, squirrhe, etc., et nous montrerons, en observant la formation de chacune de ces espèces de tumeurs, que les formes multiples qu'elles présentent tiennent aux nombreux modes de combinaisons que peuvent affecter les parties simples qui les constituent. Nous chercherons à montrer que : même, si au point de vue pratique, chirurgical, elles doivent se diviser en deux classes principales ; division correspondant du reste à des caractères anatomiques et à des différences capitales en pathologie ; comparées aux phénomènes embryogéniques, toutes ces tumeurs : adénômes, kystes, cystosarcomes, cancers, encéphaloïdes et squirrhes sont toujours engendrés de la même façon, c'est-à-dire par une involution épithéliale dans le feuillet moyen de l'embryon. Envisagées à ce point de vue, elles présentent les plus grandes analogies.

HYPERTROPHIE MAMMAIRE.

Nous décrirons d'abord l'hypertrophie mammaire, bien qu'elle ne fasse pas à proprement parler partie de la classe des adénômes. Mais elle marque pour nous le premier terme de la série; elle nous servira de point de comparaison, et c'est à ce titre que nous la rangerons à côté des autres.

L'hypertrophie mammaire, en effet, représente cette première classe de tumeurs formée par le développement parallèle de tous les éléments constituants d'un tissu. L'anomalie porte sur l'ensemble; les troubles de nutrition ne s'attaquent pas à une partie isolée simple, comme la cellule ou complexe comme le cul-de-sac glandulaire.

Nous avons vu que le sein de la femme, en dehors de la grossesse, était constitué par une masse fibreuse au milieu de laquelle rampaient quelques filaments, représentant les canaux galactophores. Qu'on se figure une masse plus ou moins volumineuse d'un tissu semblable et on aura l'hypertrophie glandulaire. Dans cette affection, la partie glandulaire du sein ne se développe pas comme dans l'adénôme, ainsi que nous le verrons plus tard. Les canaux galactophores restent à l'état de minces filaments à peine un peu plus gros qu'à l'état normal, mais beaucoup plus longs, puisqu'ils se prolongent dans toute la masse de la production morbide. Ce qui s'hypertrophie, c'est surtout la plaque fibreuse, le corps lenticulaire de la mamelle.

Nous avons eu l'occasion d'examiner dernièrement une hypertrohie du sein tellement considérable que M. le professeur Richet fut obligé de faire l'amputation. C'était chez une jeune fille de 16 ans. Sa maladie datait de 2 ans, elle avait débuté au moment d'une suppression menstruelle et à chaque époque, la tumeur subissait une nouvelle poussée. Les deux seins étaient malades de la même façon, mais le droit avait pris des proportions considérables. Extérieurement la tumeur représentait un sein normal extrêmement volumineux. La structure de cette masse était celle que nous venons d'indiquer.

Si on plongeait un fragment des parties périphériques dans une solution d'acide acétique, il devenait transparent, gélatineux, exactement comme aurait fait un morceau de tendon et, avec le microscope, on n'y découvrait que les canaux galactophores très-petits comme sur le sein normal; çà et là quelques culs-de-sac glandulaires incomplètement développés et de petits kystes pleins d'un liquide séreux.

Cette tumeur représente pour nous un cas type d'hypertrophie mammaire, puisqu'elle est la reproduction exacte du sein à l'état normal.

Dans une thèse récente, M. Labarraque nous a donné une étude intéressante de ces sortes d'affections. Les faits qu'il rapporte nous ont fait voir combien elles diffèrent de toutes les tumeurs que nous avons l'habitude de voir dans d'autres régions de l'économie. Les relations entre leur développement et les troubles menstruels sont prouvés par de nombreux exemples.

ADÉNOMES.

D'après ce que nous avons dit au sujet de l'anatomie du sein, on voit que l'existence d'un cul-de-sac glandulaire en dehors de la grossesse et de la lactation est une anomalie.

Mais si on considérait attentivement cet organe dans toutes les circonstances où il se développe en dehors de ces périodes, si on pouvait l'ouvrir chaque fois qu'il se tuméfie, qu'il s'abcède, dans les aménorrhées par exemple, on y trouverait sans doute de ces éléments glandulaires. Or les adénômes sont constitués par les mêmes éléments.

On est donc en droit de se demander où commence ce qu'on doit appeler tumeur adénoïde.

Mais ces parties glandulaires disparaissent la plupart du temps avec les causes qui les ont fait naître. Leur persistance en dehors de ces causes, leur accroissement constituent la tumeur.

Pour faire l'anatomie pathologique de l'adénôme, il faudrait donc étudier aussi le sein dans tous ces états d'hypertrophie passagère. Il est bien rare qu'on ait l'occasion de faire une semblable étude.

Etudions donc par conséquent les véritables adénômes formant des tumeurs qui nécessitent l'intervention chirurgicales.

Ces tumeurs présentent exactement, moins les canaux excréteurs, la glande telle qu'elle est à la fin de la grossesse ou pendant la lactation.

Elles sont constituées par des agglomérations de culs-de-sac glandulaires. Seulement ces éléments ont des formes très-irrégulières et des dimensions variables. Les uns petits de 0,02 à 0,04 de diamètre, les autres beaucoup plus volumineux.

Cette hypertrophie des culs-de-sac a été signalée par tous les auteurs, d'abord par Lebert, Robin, puis par Billroth, Rindfleisch.

Les éléments qu'ils renferment sont des cellules épithéliales, comme celles de la glande mammaire pendant la grossesse, tantôt à l'état de cellules, tantôt de noyaux autour desquels la segmentation n'est pas encore effectuée. La seule différence est dans la plus petite quantité de gouttes de matière grasse dans l'intérieur et autour de ces éléments.

Le tissu fibreux qui forme tout le reste du sein subit la plupart du temps une légère hypertrophie.

Les parois de ces culs-de-sac sont nettement séparées du

tissu conjonctif intermédiaire, elles existent toujours, et nous verrons qu'on les retrouve encore très-longtemps malgré toutes les transformations que la tumeur a pu subir.

Ces tumeurs ont un aspect extérieur tout à fait en rapport avec leur structure. Ce sont de véritables glandes moins les canaux et elles en ont la forme.

En les pressant entre les doigts on en 'fait sortir des gouttes d'un liquide blanc plus ou moins épais, tout à fait semblable à du lait et en renfermant tous les éléments. Ce liquide se trouve au centre des culs-de-sac où il laisse déposer souvent de petits amas de matière butyreuse.

Dans ces tumeurs les canaux galactophores, contrairement à ce qu'on voit dans la grossesse, sont atrophiés, revenus sur eux-mêmes.

Cet atrophie des canaux est très remarquable surtout au voisinage des culs-de-sac glandulaires de nouvelle formation, qui sont par contre considérablement développés. Sur le dessin d'une préparation que je dois à M. Bouveret, on peut voir cette disposition singulière.

Ils se présentent sous cet aspect dans presque toutes les tumeurs. Quelquefois il arrive qu'ils sont encore perméables et alors ils donnent passage aux liquides formés dans les culs-de-sac. Mais ces cas là sont des exceptions.

Il est difficile par conséquent d'admettre avec Virchow, que dans ces tumeurs il y ait des végétations formées au milieu des conduits dilatés.

L'état atrophique dans lequel se trouvent les canaux galactophores au milieu des tumeurs glandulaires, nous explique une partie des transformations qu'elles doivent subir dans les phases ultérieures de leur développement.

En effet, les culs-de-sac de nouvelle formation possédant toutes les parties nécessaires à la sécrétion se remplissent peu à peu de liquide. Ce liquide n'ayant pas de voies d'écoulement distend peu à peu son enveloppe et ainsi le cul-de-sac se transforme en cavités kystiques, aussi est-il très-commun de voir déjà dans les adénômes, de petits kystes.

Pour démontrer cette théorie, nous allons suivre pas à pas le développement des tumeurs adénoïdes et nous verrons successivement comment se transforment chacun de leurs éléments dans les phases qu'elles traversent avant d'arriver à l'état cystique. Nous avons vu comment la tumeur adénoïde était constituée. Prenant successivement chacune de ses parties, les culs-de-sac, leurs parois, les épithéliums, les liquides contenus dans ces cavités, nous verrons comment se modifient chacune d'elles. Ainsi nous prouverons que les formes multiples que cette tumeur finit par prendre à des époques plus ou moins avancées de son développement, ne représentent pas des espèces différentes, mais la même tumeur à une autre période. Les tumeurs que nous venons d'étudier sont décrites partout comme des adénômes, elles sont rares, sous cette forme, parce qu'elles se transforment, c'est pourquoi certains auteurs ont été jusqu'à en nier l'existence. Celles que nous allons étudier maintenant, en dérivent toutes, tantôt par une série de transformations qui change peu à peu leurs éléments primitifs avec les progrès de l'âge, mais sans qu'aucune autre se développe à leur place; tantôt par les modifications que leur font subir l'adjonction d'éléments étrangers à ceux qui, primitivement, ont constitué la tumeur.

Les premiers sont les kystes, les tumeurs cystiques simples.

Les secondes sont des tumeurs cystiques plus complexes, celles que l'on désigne quelquefois sous le nom de cysto-sarcomes.

Mais les caractères anatomiques que toutes ces tumeurs présentent les rattachent étroitement à la première forme, à l'adénôme. Tel est le premier fait que nous allons établir. Plus tard nous verrons qu'au point de vue de leur marche, de leurs symptômes, de leur étiologie, ces adé-nomes, ces kystes, ces cystosarcomes ne font qu'une seule et même espèce.

TUMEURS ALVÉOLAIRES, KYSTES ET TUMEURS CYSTIQUES.

Dans les adénômes, il est rare de ne point rencontrer déjà de petites kystes visibles à l'œil nu, et entre ces derniers et les cavités glandulaires les plus petites, toute une série intermédiaire comme on peut le voir sur les dessins que nous avons donnés.

Les tumeurs que nous allons décrire renferment des kystes de toutes dimensions formant des masses alvéolaires semblables à un rayon de miel, dont les nombreuses cavités sont séparées par des cloisons fibreuses.

En même temps que ces masses, on trouve des kystes assez volumineux pour renfermer un litre de liquide. Ces kystes sont souvent isolés, et alors ils ont été décrits comme des maladies particulières. Nous verrons, au contraire, qu'ils se rattachent directement aux tumeurs adénoïdes.

Si nous étudions la constitution de ces cavités, nous trouvons que quels que, soient leur forme et leur volume, elles présentent une structure identique.

1° Une paroi propre comme celle que nous avons vue autour des culs-de-sac glandulaires de l'adénome, mais d'autant plus nette, épaisse et distincte du tissu environnant que le kyste est plus volumineux.

2° Une couche épithéliale tapissant la paroi.

Les cellules de cette couche sont encore les mêmes que celles des culs-de-sac glandulaires des précédentes tumeurs.

Seulement elles ont subi à la longue, par suite de leur contact permanent avec le liquide sécrété, des modifications qui en ont altéré la forme. Ces modifications se retrouvent dans une foule de cas analogues, partout où un épithelium se trouve enfermé dans une cavité sans orifice. (épithelium des kystes sébacés, de tous les kystes en général, des villosités intestinales de l'embryon, etc.)

Les cellules immédiatement en rapport avec la paroi, sont petites, régulières, avec un seul noyau et polyédriques. Celles qui les recouvrent sont de plus en plus volumineuses à mesure qu'on se rapproche du centre de la cavité.

Enfin les plus superficielles ont perdu leurs noyaux. Leur contenu est devenu tout à fait liquide, transparent; elles ne sont plus dessinées que par de fins contours réguliers. Elles ont une paroi et ressemblent tout à fait à des cellules végétales.

Quelle que soit la cavité que l'on examine, que ce soit un cul-de-sac visible seulement au microscope ou un kyste de la grosseur d'un pois, on trouve ces modifications dans l'état des cellules qui tapissent sa paroi.

Mais ce qu'il y a de remarquable, c'est que ces éléments se présentent toujours avec le même aspect, les mêmes dispositions. De plus, et cela prouve bien que l'accroissement de la cavité cystique tient au liquide, et non à la couche épithéliale, c'est que cette couche n'augmente pas proportionnellement d'épaisseur avec le kyste, tandis que le liquide devient toujours de plus en plus abondant.

Le liquide contenu dans toutes ces cavités offre des caractères qui le rapprochent du lait ou du colostrum.

« Tantôt c'est une matière blanche, crémeuse ou butyreuse (Robin, Traité des humeurs), composée de « globules de lait ordinairement un peu irréguliers, et d'un très-grand nombre de fines granulations grisâtres ou jaunes. Il n'est pas rare d'y rencontrer des cristaux de cholestérine plus ou moins nombreux.

« Tantôt c'est un liquide crémeux, épais, jaunâtre, de consistance presque butyreuse. Il est constitué par de nombreux globules de lait, dont quelques-uns sont plus gros que dans le lait normal, et forment de véritables gouttes d'huile.

« Dans un kyste butyreux de ce genre, l'analyse de Quevenne montra que la substance qu'il renfermait avait la composition du beurre. »

Ainsi, entre les adénômes et les tumeurs cystiques, quelles différences trouvons-nous en dehors des dimensions des éléments constituants? Ce sont les mêmes culs-de-sac, mais plus développés, avec les mêmes parois, les mêmes cellules épithéliales, et le même liquide dans l'intérieur.

Mais si on peut démontrer de cette façon l'identité de nature entre ces deux espèces de tumeurs, on comprend aussi comment la première doive presque fatalement revêtir la seconde forme, au bout d'un temps plus ou moins long.

La conséquence première qui résulte de la naissance de culs-de-sac glandulaires nouveaux, est la formation d'un

liquide plus ou moins analogue à du lait dans son intérieur. Ce liquide ne pouvant sortir faute de canaux excréteurs (car nous avons fait voir que les canaux galactophores restaient toujours atrophiés), distend son enveloppe
peu à peu, et le kyste est constitué.

Ainsi la présence des kystes, quelque nombreux ou irréguliers qu'ils soient, ne change pas la nature de ces tumeurs essentiellement glandulaires. Le seul fait anormal
est la genèse du cul-de-sac primitif. Ce premier phénomène entraîne les autres comme conséquence naturelle.
C'est lui qui tient tous les autres sous sa dépendance ; c'est
donc lui qui caractérise essentiellement ce genre de tumeurs.

. Les tumeurs cystiques ne sont donc autre chose que des
variétés d'adénômes.

Il existe une variété d'adénomes, décrite par Rindfleisch,
sous le nom de *carcinome glandulaire vrai.*

Dans ces tumeurs, on trouve les mêmes parties constituantes que nous avons rencontrées ; c'est-à-dire des culs-
de-sac glandulaires, dilatés jusqu'à former des kystes, avec
une paroi propre parfaitement nette.

Ces kystes ne renferment pas de liquide, mais des amas
de cellules épithéliales régulières avec un seul noyau. « Le
développement de chaque cellule (dit Rindfleish) porte le
cachet du développement épidermique. »

Ainsi la seule différence avec les adénomes que nous
avons vus est dans le nombre de ces éléments et l'absence
du liquide laiteux.

Nous n'avons rencontré qu'une seule tumeur de cette
nature ; les autres, appartenant à l'espèce que nous avons

décrite, s'étaient développées alors que les femmes étaient encore réglées. Celle-ci, au contraire, avait pris naissance après la ménopause. Ce fait, qui constitue une anomalie, comme nous le verrons plus loin, explique peut-être son aspect particulier ; l'absence de liquide rend compte de la forme des cellules et de leur entassement au centre du kyste.

On verra de plus, par les raisons que nous exposerons, pourquoi ces tumeurs ne sécrètent plus, à l'âge où la sécrétion normale ne peut plus s'établir dans le sein de la femme.

Je ne comprends pas pourquoi Rindfleisch les appelle « carcinomes. » Est-ce à cause de ces masses épithéliales entassées dans les kystes ? Mais les caractères qu'il leur assigne, cet aspect de cellules épidermiques, établissent une analogie évidente avec les amas épithéliaux, des kytes sébacés, qui n'ont jamais été appelés *carcinomes épithéliaux vrais*.

Si même nous nous rapportons aux définitions du carcinome admises par la plupart des auteurs allemands : *une trame fibreuse aréolaire renfermant des cellules épithéliales*, elles ne s'appliquent pas à ces tumeurs.

Ce qui fait le cancer, comme nous le verrons, c'est l'infiltration des éléments épithéliaux dans la trame des tissus sur lesquels il se développe. Ici il n'y a rien de pareil. Les épitheliums sont toujours séparés des tissus lamineux et autres, par la couche hyaline *le basement membrane* si l'on veut.

J'insiste sur ces caractères, parce que la confusion est facile à faire, mais facile aussi à éviter, en tenant compte de la forme des éléments qui *ressemblent à des cellules épidermiques*, d'après Rindfleish, la présence de la membrane d'enveloppe et de la disposition des épithéliums dans des cavités cystiques.

CYSTOSARCOMES.

Ce nom a été donné à des tumeurs souvent très-volumineuses, ulcérées fréquemment et qui se présentent sous l'aspect de végétations, contournées en tous sens, semblables à des choux-fleurs, aux circonvolutions du cervelet. Ces végétations sont disposées par masses isolées, séparées les unes des autres par des coques qui les enveloppent complètement.

Tantôt le tissu de ces végétations est dur, serré, résistant, les parois des enveloppes qui les recouvrent sont aussi d'un tissu fibreux très-dense ; tantôt au contraire ce sont des bourgeons fongueux, gélatineux, transparents et se déchirant avec facilité.

Dans le premier cas, les végétations sont bien dessinées, fines, feuilletés avec une certaine élégance ; dans le second elles sont épaisses, sans aucune régularité.

Le nom de cystosarcome donné par Müller s'applique assez bien à leur forme extérieure mais ne suppose rien quant à leur structure.

Velpeau fit de ces tumeurs des adénomes. Les caractères généraux, ceux tirés de leur marche, de leur nature, lui donnaient raison. Nous démontrerons en effet qu'elles se rattachent à cette classe, mais leur appliquer cette simple dénomination sans les définir davantage n'était pas suffisant.

Virchow, la plupart des auteurs allemands à son exemple, considèrent ces tumeurs comme des sarcomes développés dans les canaux galactophores.

L'idée de tumeur de nature glandulaire est supprimée avec cette appellation nouvelle qui repose sur une erreur anatomique. Elle tend en effet à séparer des tumeurs que nous démontrerons, par une foule de preuves, être de même nature.

Je considérerai les cystosarcomes comme étant de deux espèces différentes.

La première résulterait d'une transformation consécutive et lente de la tumeur cystique, laquelle aurait été primitivement un adénome.

La seconde résulterait des mêmes transformations opérées sur la tumeur cystique pendant le développement même des culs-de-sac.

Jusqu'ici, les tumeurs que nous avons étudiées, adénomes et kystes, n'étaient formées que par les éléments des culs-de-sac; les autres éléments composant le sein n'étaient pour rien dans leur contitution. Dans les cystosarcomes, au contraire, nous allons voir intervenir d'autres éléments. Ce sont ceux du tissu fibreux enveloppant les canaux galactophores, c'est-à-dire les éléments de cette plaque fibreuse, ou du corps lenticulaire de l'embryon.

Ces éléments prennent part comme parties accessoires dans la formation des tumeurs de nature épithéliale.

Ici nous les retrouvons en masses souvent considérables ; mais, comme je le ferai voir, l'élément glandulaire existe toujours en même temps qu'eux.

Tantôt de ce tissu fibreux naissent des bourgeons, qui envahissent les kystes au fur et à mesure de leur développement, et alors la tumeur se présente avec les formes les plus irrégulières, attestant ainsi par son aspect cette sorte de lutte entre les deux éléments qui se développent à côté l'un de l'autre.

Tantôt la transformation est lente, graduelle, progressive, elle met des années à se faire et alors les kystes sont bien limités et les végétations assez régulières.

Structures des cystosarcômes.

Ces tumeurs présentent à étudier :

1° Les kystes, avec leur paroi, les épithéliums qui les tapissent, et leur contenu.

2° Les végétations.

Les kystes de ces tumeurs sont souvent des poches volumineuses pouvant contenir, comme on en a vu des exemples, jusqu'à un litre de liquide; avec une paroi lisse intérieurement, doublée d'épaisses couches de tissu fibreux. Tantôt ce sont des cavités anfractueuses, impossible à suivre dans tous leurs prolongements, comblées par des masses végétantes d'aspect très-variable.

Ces cavités ne communiquent pas avec les canaux galactophores, qui sont toujours atrophiés comme dans les adénomes simples. Ce fait que nous avons constaté bien des fois avait déjà été signalé par M. Robin. Dans l'examen d'une tumeur fait par Velpeau et dont le compte-rendu se trouve rapporté dans le traité des maladies du sein de Velpeau, M. Robin s'exprime ainsi :

« Les éléments caractéristiques sont des culs-de-sac dont le volume est deux ou trois fois plus grand qu'à l'état normal. Les canaux galactophores sont atrophiés comme on le voit souvent dans certaines formes d'hypertrophie mammaire. »

La *paroi* de ces kystes présente immédiatement sous l'épithélium une couche hyaline transparente.

Elle est de plus en plus épaisse, nette et distincte du tissu environnant à mesure que la cavité grandit, mais jusqu'à une certaine limite; une fois le kyste très-développé, elle finit par disparaître confondue avec le tissu qu'elle recouvre.

Mais tant qu'elle est distincte elle représente exactement la paroi d'un cul-de-sac glandulaire. Dans l'étude des tumeurs cystiques nous avons montré déjà la nature de cette couche; nous la retrouvons ici comme dans les kystes précédemment étudiés.

Epithélium. — Les différents aspects que nous trouverons aux cellules épithéliales tapissant les parois de ces cavités sont identiquement les mêmes que ceux que nous avons décrits pour les tumeurs cystiques simples. Seulement nous noterons ce fait que souvent ces cellules affectent une forme prismatique. Ce caractère a été invoqué quelquefois pour soutenir la théorie de Virchow « que ces tumeurs étaient développées dans les canaux galactophores, » mais lorsqu'on suit le développement des cellules épithéliales, on voit que leurs formes sont variables même suivant les conditions mécaniques dans lesquelles elles se trouvent. C'est seulement au voisinage du mamelon qu'on voit de l'épithélium prismatique à l'état normal. Plus loin, si les canaux atrophiés renferment encore quelques éléments, ce sont de petits noyaux de 0,004 à 0,005, perdus dans la matière amorphe granuleuse. En outre, ces cellules épithéliales de la paroi des kystes sont prismatiques en un point, polyédriques en un autre point; souvent elles sont sphériques souvent utriculaires. Ce caractère tiré de la forme des cellules n'a donc aucune valeur.

Le liquide contenu dans les cavités des cystosarcômes offre exactement les mêmes caractères que celui des adénômes simples et des tumeurs cystiques. Tantôt séreux, rempli de granulations graisseuses, de globules de colostrum, tantôt épais, blanc, tout à fait semblable à du lait.

Ainsi toutes les parties constituantes des cavités du cystosarcôme sont identiques à celles des culs-de-sac glandulaires de l'adénome et des cavités des tumeurs cystiques; même paroi, même épithélium, même liquide contenu.

Nous avons avons suivi sur la tumeur cystique le développement progressif de l'élément glandulaire primitif jusqu'à son passage à l'état kystique. Ici nous pourrons faire la même étude, et nous trouverons dans les différents points de ces tumeurs des kystes à toutes les périodes de leur développement, depuis le cul-de-sac glandulaire jusqu'au kyste le plus volumineux.

Etudions maintenant les végétations. Le tissu des végétations est partout le même; il est formé de matière amorphe parsemée de noyaux ovoïdes, comme ceux du tissu cellulaire, de corps fusiformes, et de fibres lamineuses, d'autant plus abondantes que la tumeur a une marche plus lente; en un mot des éléments fondamentaux du tissu cellulaire et rien de plus.

Ces végétations se présentent sur les kystes visibles seulement au microscope, tantôt sous l'aspect de simples dépressions de la paroi qui commence à s'infléchir, tantôt sous l'aspect de saillies papilliformes. (V. pl. III, n° 2, fig. 2.) Mais à cet état elles sont toujours recouvertes, coiffées pour ainsi dire par la paroi du cul-de-sac et son épithélium. Seulement sur celles des grands kystes, alors qu'elles ont atteint un volume considérable, que contournées et repliées en tous sens, elles laissent entre elles des fissures profon-

Cadiat.   3

des; cette paroi a disparu la plupart du temps au fond
de ces anfractuosités, et l'épithélium persiste seul.

Au milieu de ces végétations on peut retrouver des
culs-de-sac glandulaires de formation nouvelle, mais a
plupart du temps ce que l'on prend pour eux c'est a
coupe des fissures dont je viens de parler.

Nous donnons (pl. III, n° 1), le dessin d'une tumeur enlevée le 31 mai 1873 par M. Alph. Guérin.

La partie la plus superficielle de cette tumeur était aréolaire. Sur
la coupe, on voyait des loges de toute grandeur, les unes presque
imperceptibles, les autres pouvant admettre le bout du doigt. Au-
dessous de cette couche s'en trouvait une autre formée de masses
végétantes contournées sur elles-mêmes, séparées les unes des
autres par des coques fibreuses qui les enveloppaient presque en
entier. Cette couche empiétait sur la précédente et n'était séparée
d'elle par aucune ligne de démarcation.

Le tissu des végétations était formé par un grand nombre de corps
fusiformes et de fibres lamineuses ; la surface était tapissée par
une couche hyaline résistant à l'action de l'acide acétique de 0,006
à 0,007 d'épaisseur, couverte de cellules épithéliales stratifiées,
offrant tous les caractères que nous avons décrits.

Les petites loges de la superficie différaient un peu les unes des
autres. Les unes régulières, les autres offrant sur leurs parois
de petites saillies qui s'accusaient de plus en plus, à mesure qu'on
pénétrait au centre de la tumeur. En dehors de la masse aréolaire,
vers la surface de la tumeur, on trouvait des culs-de-sac glandulaires, de formation nouvelle, et toute une série de cavités semblables entre eux, et les kystes visibles à l'œil nu.

Ces kystes étaient remplis par une matière crémeuse blanche,
dans laquelle on retrouvait les éléments du lait, des gouttes de ma-
tières grasses, des globules de colostrum, des cristaux de cholestérine, et des cellules épithéliales à l'état vésiculeux.

Les canaux galactophores avaient le volume qu'ils offrent habi-
tuellement en dehors de la grossesse.

Etudions aussi, comme exemple, les deux tumeurs sui-
vantes qui proviennent, l'une de la clinique de M. Richet,
l'autre de M. Gosselin. La première fut enlevée par M. Richet, au mois de mai 1873 (voy. pl. II, n° 3).

OBSERVATION III. — Le développement de cette tumeur avait été rapide. Elle fut même décrite sous le nom de cancer aigu du sein. Après l'opération, lorsqu'on ouvrit la tumeur, on trouva cette dénomination parfaitement justifiée. C'était, en effet, un tissu gris rosé, s'écrasant sous le doigt, ayant, en un mot, les caractères extérieurs que l'on désigne par le mot : encéphaloïde. Mais nous proposons de montrer plus tard, lorsque nous étudierons ce que nous appelons cancer ; qu'à tous les points de vue, il y a lieu de ne pas la confondre avec ce genre de tumeur.

Ici, on ne trouvait que des éléments embryonnaires du tissu lamineux. Ils formaient presque toute la trame dans certaines parties. Ailleurs, ils étaient mélangés de fibres lamineuses et dans les régions périphériques, qui ne semblaient point faire partie du tissu morbide, ils étaient répandus en grande quantité.

Mais ce tissu renfermait encore, dans son épaisseur, un grand nombre de kystes qui n'apparaissaient pas à première vue, parce qu'ils étaient comblés par des végétations.

L'étude de ces kystes faisait voir, sur quelques-uns, une paroi propre, épaisse, tapissée par un épithélium normal, et refoulées sous forme de saillies par les bourgeonnements du tissu intermédiaire.

A côté de ceux-ci, on en trouvait d'autres plus volumineux, comblés par des masses fongueuses, et toute une série de petits kystes, dont les dimensions allaient toujours en décroissant, jusqu'à atteindre le volume du cul-de-sac glandulaire. Toutes ces cavités étaient tapissées par des cellules épithéliales régulières ayant les caractères de celles que nous avons étudiées précédemment.

Nous donnons aussi les dessins relatifs à cette tumeur (planche III). On peut y voir ces séries de kystes en voie de développement. Néanmoins, à cette description, il manque encore quelques détails qui nous ont forcément échappé, car c'était une des premières que nous ayons étudiées.

OBSERVATION IV. — Le seconde tumeur fut enlevée par M. le professeur Gosselin, au mois de décembre 1873, et présentée par M. A. Robin, son interne, à la Société anatomique.

Elle était énorme, pesait 8 à 10 livres. La date de son début remontait à six années.

Stationnaire pendant cinq ans et considérée alors comme bénigne, elle ne prit cet accroissement que dans les derniers mois.

Voici ce que nous avons remarqué sur cette pièce, qui était un type de tumeur mixte. (V. pl. III, n° 2, fig. 1, 2, 3, 4.)

A l'œil nu, elle était constituée par des masses fongueuses, rougeâtres, transparentes, semblables à de la gelée, repliées les unes sur les autres. Au milieu se trouvaient plusieurs kystes. Pendant l'opération, on avait même ouvert une poche qui contenait un litre de sérosité.

La partie la plus excentrique, épaisse de 5 à 6 centimètres, forme une zone distincte de la masse centrale. Cette zone renfermait des noyaux blancs très-durs, irrégulièrement disséminés, et qu'au toucher et à la vue on aurait pris pour du cartilage.

Ils étaient cependant constitués par du tissu fibreux renfermant des culs-de-sac glandulaires. Entre ces noyaux était un tissu gélatineux presque entièrement formé d'éléments embryonnaires, et qui représentait un prolongement de tissu central de la tumeur.

Voilà ce qui s'était passé dans ce cas : une masse de nouvelle formation s'était développée au milieu de la tumeur ancienne, et l'avait repoussée vers la surface en la séparant en noyaux.

Les culs-de-sac glandulaires qui renfermaient ces derniers avaient été protégés par leur enveloppe fibreuse contre l'envahissement de ce tissu nouveau.

Quant à ce dernier tissu qui occupait le centre de la tumeur, il ne constituait pas une masse homogène. En effet, il renfermait de nombreux kystes, dont les uns formaient de larges poches pleines de sérosités. D'autres, en plus grand nombre, qui n'apparaissaient pas à première vue, parce qu'ils étaient comblés par des végétations comme dans le cas précédent. Quelques-unes de ces cavités renfermaient du lait véritable. Avec le microscope, on pouvait en reconnaître tous les éléments.

On voyait encore des culs-de-sac glandulaires en voie de formation, qu'il serait difficile, je pense, de considérer comme les restes des culs-de-sac normaux. Entre eux et les kystes, on pouvait encore, par degrés insensibles, suivre toute la série intermédiaire.

Nous avons représenté, sur nos dessins, les culs-de-sac qui ont atteint une assez grande dimension. On peut voir, comparativement à ceux dont la paroi est encore intacte, ceux qui commencent à être envahis par les végétations. On aperçoit ces derniers qui s'avancent, régulièrement en certains points, en refoulant la paroi propre, et la couche épithéliale dont elles s'enveloppent.

Les cellules épithéliales de ces culs-de-sac et de ces kystes ne retrouvent encore ici avec toutes les séries de transformations que nous avons déjà décrites à propos des adénomes, et que, par conséquent, nous n'avons pas reproduites.

Seulement, nous dirons qu'en quelques points elles affectaient la forme prismatique, caractère, du reste, auquel nous attachons peu d'importance pour des raisons que nous exposerons plus loin.

Telle était cette tumeur, intéressante à bien des points de vue. Elle prouve d'une façon évidente que les canaux galactophores n'ont aucun rapport avec les kystes. Elle nous montre la reproduction, la genèse des éléments glandulaires au milieu d'une masse qui n'a aucun rapport avec le tissu ancien, puisque ces derniers sont développés au milieu de cette grosse masse, au-dessus de laquelle est encore la couche du noyau fibreux pour les séparer du mamelon.

TUMEURS FIBRO-PLASTIQUES.

Parmi toutes les tumeurs du sein que nous avons examinées, une seule ne renfermait pas d'éléments glandulaires.

Il n'y avait pas de culs-de-sac. Mais, nous n'affirmons pas, cependant, qu'il n'en existait pas dans certaines parties, car nous n'avions qu'une minime portion de la masse totale.

Mais ce fait étant admis, cette tumeur présentait encore trop d'analogie avec les précédentes dans son aspect, ses éléments, dans la disposition, la forme des végétations qui la composaient, et dans ses rapports avec les tissus environnants pour ne pas lui reconnaître la même origine.

C'est-à-dire qu'il y aurait eu dans ce cas genèse de culs-de-sac glandulaires, et d'éléments embryonnaires du tissu lamineux. Mais ce dernier tissu ayant eu un développement très-rapide, les cavités ont été envahies par les végétations, et ont disparu alors qu'elles étaient à peine formées.

Cette théorie a d'autant plus de fondement, que depuis la première tumeur purement glandulaire jusqu'à celle-ci, nous voyons une diminution graduelle de l'élément glandulaire et une prédominance de plus en plus marquée

des autres éléments. Nous pourrions même, si nous n'a-
vions peur d'entrer dans trop de détails, donner l'analyse
de plusieurs tumeurs analogues, et en les comparant aux
autres, on verrait qu'il existe une transition insensible
entre les adénomes et ces tumeurs, où l'élément glandulaire a existé, puis a disparu; mais malgré son existence
temporaire, il n'en a pas moins imprimé son caractère
glandulaire à la tumeur.

Telle était une tumeur enlevée par M. Gosselin, sur
une jeune fille de 19 ans, et qui fut apportée à la Société
anatomique, au mois de décembre 1873 (*voy.* pl. III, n° 3,
fig. 1 et 2).

Elle se présente sous la forme de masses bourgeonnantes, volumineuses, formant à l'extérieur un gros champignon ulcéré. Contournées et repliées sur elles-mêmes, ces masses laissent entre
elles des interstices si profonds, que leurs extrémités ne sont visibles qu'au microscope. Ils apparaissent alors comme des fentes
très-étroites, remplies par un épithélium généralement prismatique, polyédrique par places. Le tissu de ces végétations est tout
à fait semblable au tissu lamineux embryonnaire.

Nous n'avons point trouvé de culs-de-sac glandulaires dans les
parties que nous avons examinées. Ce serait donc une tumeur purement fibro-plastique.

Mais, en la comparant aux précédentes tumeurs cystiques, nous
pensons qu'elle s'est développée d'une façon analogue.

Seulement, ici, l'élément glandulaire a été pour ainsi dire étouffé
dès sa naissance par les bourgeonnements du tissu intermédiaire.
L'aspect seul des végétations rappelle leur origine.

CONCLUSIONS TIRÉES DE L'ANATOMIE PATHOLOGIQUE.

En résumé, en nous plaçant au point de vue purement anatomique, voici les conclusions auxquelles nous sommes arrivé :

1° L'hypertrophie mammaire représente le sein tel qu'il est à l'état normal, en dehors de la grossesse, avec son tissu fibreux et ses canaux galactophores, mais sans culs-de-sac glandulaires nouveaux.

2° La tumeur adénoïde représente la glande qui se forme de toutes pièces autour des canaux galactophores, au moment de la grossesse.

Les kystes, les tumeurs alvéolaires sont des transformations normales de l'adénome.

3° Les tumeurs dites cystosarcomes sont des tumeurs adénoïdes, modifiées par le développement primitif ou consécutif du tissu lamineux.

4° Les kystes, les végétations se développent toujours aux dépens d'éléments glandulaires de formation nouvelle, et jamais aux dépens des éléments préexistants.

De cette dernière conclusion, on peut tirer une conséquence pratique importante : c'est que *la présence d'un kyste*, qu'on ne pourrait attribuer, avec M. Virchow, à l'oblitération d'un conduit, *implique toujours l'idée d'un tissu morbide nouveau en voie de développement.*

5° Les tumeurs purement fibro-plastiques sont exceptionnelles, et chez elles, le développement du tissu lamineux a été précédé par des bourgeonnements épithéliaux, constituant des culs-de-sac glandulaires.

Ainsi, dans toutes ces tumeurs, l'élément glandulaire se retrouve modifié plus ou moins par le temps, le tissu fibro-plastique qui l'envahit, mais modifié dans sa forme, et jamais dans sa nature; possédant toujours ses parties essentielles : son enveloppe, ses cellules épithéliales et le produit de sa sécrétion. C'est lui qui caractérise toute cette classe de tumeurs. Elles sont essentiellement glandulaires. Et, si anatomiquement elles out toutes ce point de rapprochement : qu'elles reproduisent plus ou moins la glande mammaire développée normalement et le phénomène qui se passe à chaque grossesse ; nous verrons encore, au point de vue pathologique, quels liens étroits les rattachent.

En posant ces conclusions, nous devons ajouter que les faits qu'elles énoncent, dont nous avons cherché une démonstration directe basée sur des caractères histologiques, avaient déjà été pressentis par plusieurs auteurs qui ont traité cette question des tumeurs du sein.

En effet, la première idée de l'adénome, d'après M. Broca (*Dict. encyclop.*), appartient à Astley Cooper, qui l'a exprimé en 1829, et en donna une description aussi complète qu'on pouvait le faire à une époque où l'histologie était si peu avancée.

Velpeau ensuite fit l'histoire clinique de certaines de ces tumeurs, sous le nom de tumeurs fibreuses. Les recherches microscopiques de Lebert, en 1845, puis celles de Robin, modifièrent ses idées, et il les décrivit alors sous le nom d'hypertrophies glandulaires.

M. Giraldès, de son côté, ignorant, comme on peut en

juger par sa description, ces travaux antérieurs, écrivait en 1855, dans un mémoire présenté à la Société de chirurgie :

« La face interne des cellules mammaires est tapissée par un épithélium susceptible de s'altérer.

« Elles peuvent se dilater en dehors des fonctions qu'elles doivent remplir, et dans ces cas, leur dilatation est toujours accompagnée de l'hypertrophie du tissu fibreux qui les environne. Toutes les fois que la dilatation s'opère, elle détermine, dans l'épaisseur de la glande, la formation de tumeurs de volume variable. Ces tumeurs sont lentes dans leur développement; quelquefois elles restent stationnaires ou bien acquièrent un volume notable. On les observe chez les personnes de tout âge, mais principalement chez des personnes jeunes. On les a considérées à tort comme étant de nature squirrheuse. »

« Après avoir enlevé ces tumeurs, si on les examine
« avec soin on constate que la masse fibreuse est percée
« de cavités dont le calibre est variable, rempli d'un
« liquide mélangé d'épithélium altéré. On y remarque
« tous les éléments du tissu glandulaire. »

« Si on les soumet à une investigation convenable, on finit par démontrer que ces dilatations appartiennent aux cellules mammaires, dont l'enveloppe extérieure a subi une hypertrophie considérable.

« Je dois ajouter que, dans quelques cas, les vésicules mammaires se développent sans que la capsule fibreuse suive un développement proportionnel. Dans ces cas, il peut se former des tumeurs vésiculaires, susceptibles même de s'enflammer, de se rompre et permettre la formation de végétations fongueuses. Bradès a beaucoup insisté sur cette forme de tumeur du sein (*London Medical Gazette*, 1848; *Medical Times*, 1844).

Velpeau, en 1854, écrivait dans son Traité des maladies du sein : « En général les hypertrophies partielles subissent, à la longue, des transformations qui ont souvent permis de les étudier sous un autre titre, d'en méconnaître la véritable nature. Avec le temps, leur tissu se raréfie, il s'y creuse des vacuoles, des loges, de véritables kystes. Aussi une foule de kystes ont-ils pour origine une tumeur hypertrophique. »

Le cystosarcome, de Muller, appartient souvent aux hypertrophies ainsi dégénérées.

Nous n'avions pas encore lu les passages que nous venons de citer, quand l'examen microscopique nous amena exactement à la même conclusion.

Ces faits, que l'observation clinique avait révélés à M. Giraldès et à Velpeau, nous les avons trouvés par des moyens tout différents. Ainsi leur théorie et la nôtre se trouvent-elles vérifiées.

Mais on peut voir, par les citations précédentes, quelle était la marche de la science dans cette voie, à l'époque où écrivaient ces auteurs. Astley Cooper, M. Giraldès, d'après Brodie, avançaient ce fait, qu'une partie des tumeurs du sein étaient de nature glandulaire.

Velpeau avec Robin et Lebert, allant plus loin, apporta la notion de l'hypertrophie, de la génération d'éléments glandulaires nouveaux; il pressentit cette transformation des tumeurs hypertrophiques en tumeurs cystiques; il fit l'histoire clinique de ces affections.

Il n'y avait plus qu'un pas à faire lorsque l'introduction des idées allemandes vint faire oublier toutes les notions qui avait été acquises sur la nature de ces tumeurs, pour l'honneur de la chirurgie française.

Voici, en effet, comment s'exprime un auteur allemand qui a, chez nous, une si grande autorité :

M. Virchow pense que les kystes de la mamelle seraient simplement des dilatations des canaux galactophores produites comme, dans l'urèthre, la poche urineuse située en arrière d'un rétrécissement. Et les masses végétantes du cystosarcome se formeraient dans ces dilatations ; il abandonne ainsi l'idée de la génération de nouveaux éléments glandulaires. Sur quoi s'appuie cette hypothèse ? Où donc est la sécrétion dans la mamelle, pendant la période du repos, alors que les canaux sont revenus sur eux-mêmes, alors qu'il ne reste plus à leur extrémité, à la place des culs-de-sac, que des renflements semblables à ceux que l'on voit sur une glande pendant la période embryonnaire, alors que l'épithélium, où se forment les liquides de la sécrétion, a en grande partie disparu.

S'il est, au contraire, un fait remarquable, bien souvent observé et que nous avons toujours vu dans ces tumeurs cystiques, c'est presque toujours l'atrophie ou tout au moins l'intégrité des canaux galactophores.

CHAPITRE III.

Considérations générales sur la nature des adénômes, leurs caractères extérieurs leur pronostic et leur traitement.

La plus profonde obscurité règne encore sur l'étiologie des différentes tumeurs qui prennent naissance dans l'organisme ; jusqu'ici, elles n'ont même pas été étudiées au point de vue des maladies constitutionnelles auxquelles elles doivent se rapporter. Il est difficile qu'il en soit autrement, puisqu'il n'existe pas encore une classification, admise par tous les auteurs, d'après les caractères anatomiques.

Pour chaque tumeur, il faudrait déterminer d'abord le système anatomique, le tissu auquel elle se rapporte, et aussi la fonction dont elle dérive. Pour les tumeurs du sein, je pense que d'après les faits que j'ai exposés, il est possible d'arriver à des données plus précises.

Nous avons vu, en effet, que depuis les tumeurs les plus monstrueuses jusqu'aux adénômes les plus voisins de l'hypertrophie normale, il y avait une série de termes intermédiaires, unissant l'une à l'autre des productions, morbides, à première vue les plus dissemblables. Or, ce que nous trouvons dans l'étude anatomique de ces affections, se présente encore lorsque nous voulons les envisager au point de vue de leur marche et de leurs caractères extérieurs ; en un mot, de tout ce qui constitue leur histoire clinique. Entre ces simples gonflements des seins qui surviennent pendant les règles, ces petits engorgements qui disparaissent sans laisser de traces, et les tumeurs, comme celle que nous avons décrite et qui venait de la clinique de M. Gosselin, il existe, quant à l'étude symptomatique, les mêmes relations que nous avons rencontrées en examinant leur structure. Une longue série intermédiaire relie les termes extrêmes. On peut dire qu'il est difficile de savoir la limite où cesse l'état physiologique et où commence la maladie.

Ces tumeurs, que nous venons de voir, sont les seules qui se présentent avec ces caractères; mais aussi aucune glande ne possède une physiologie comparable à celle de la mamelle.

Trouve-t-on ailleurs, dans l'économie, les rapports que nous voyons entre le sein et l'utérus? Existe-t-il d'autres organes que cette glande mammaire capable de se développer, de se former de toutes pièces aussitôt que la matrice est distendue par le produit de la conception, et même par une môle hydatiforme, du sang épanché ou une tumeur? Quel organe plus préparé aux affections de toute sorte, à toutes les erreurs fonctionnelles que cette glande si facilement impressionnable, si souvent agitée et transformée par les actions réflexes partant des organes génitaux et de tout le système nerveux féminin? L'organisme de la femme, dit M. Bernutz, est entièrement empreint de maternité. Sa vie tout entière, en effet, pendant l'âge moyen, semble se résumer dans les fonctions de reproduction et d'allaitement.

Tout en elle est fait pour le nouvel être à engendrer, et le lait maternel, qui est la condition indispensable de l'existence de l'enfant, lui est assuré longtemps à l'avance, grâce à ces rapports intimes qui existent entre tous les organes qui, chez la femme, président à la conservation de l'espèce.

Au moindre appel parti de la matrice, alors même qu'elle ne renferme qu'un corps étranger au fœtus, la glande se forme tout entière, et la sécrétion se prépare. Une force latente aussi considérable peut-elle exister sans se révéler par quelque désordre, et ceux que nous étudions ne sont que la manifestation de cette faculté, en vertu de laquelle la femme peut développer en elle un organe nouveau à certaines époques. Ces tumeurs, en effet, qui représentent de véritables glandes plus au moins modifiées, ne se développent que pendant la période d'activité des fonctions génitales, et elles sont intimement liées à ces fonctions ; c'est entre 15 et 50 ans qu'elles apparaissent. D'après la statistique de Velpeau, sur 57 femmes, 54 étaient au-dessous de 50 ans, et, comme l'ont remarqué bien des chirurgiens, leur début coïncide fréquemment avec une suppression ou un trouble menstruel.

Velpeau a décrit les caractères extérieurs de toutes ces tumeurs dans le passage qu'on va lire en les appliquant aux adénomes : « Élastiques, souples, mobiles, roulant sous le doigt qui les presse, sans continuité avec les autres tissus, les adénoïdes ne se développent qu'avec lenteur, et ne se compliquent presque jamais d'engorgement ganglionnaire. Quelles que soit leur date et leurs formes, volumineuses ou petites, qu'elles se ramollissent ou s'abcèdent, qu'elles marchent vite ou lentement, elles n'en gardent pas moins au fond leurs caractères spéciaux jusqu'à la fin ; qu'il s'y joigne ou non des douleurs, qu'elles s'ulcèrent ou restent intactes, qu'elles détruisent la peau ou qu'elles la respectent, je les ai à peu près toujours vues conserver leur bénignité primitive, et sur ce point l'opinion inverse de M. Bennett ne peut réellement pas être adoptée. »

Avec les dénominations nouvelles admises, avec l'idée qu'on s'est faite du *sarcôme* du sein, on ne sait plus à quoi appliquer cette description de Velpeau.

Or, toutes ces tumeurs que nous avons vues précédemment, depuis les simples engorgements du sein jusqu'aux *cystosarcômes* les plus volumineux et les kystes de toute nature, quels que soient leur dimension, et le liquide qu'ils renferment, se présentent avec les caractères assignés par Velpeau aux adénômes, et réciproquement toutes celles qui les possèdent rentrent dans une des divisions que nous avons adoptées.

C'est assez dire, en passant, quel profond sens chirurgical il lui a fallu pour grouper, dans un même tableau symptomatique, des affections sur la nature desquelles il n'avait que des données d'anatomie incertaines.

Ces rapports dont nous venons de parler entre l'époque d'apparition des adénômes et celle qui correspond à la période de la vie pendant laquelle la femme est apte à concevoir, ne sont pas les seuls. Chaque menstruation aussi a son influence. A ce moment la tumeur est le siége de douleurs, d'un afflux sanguin, et souvent même elle reçoit une nouvelle poussée. Sur beaucoup de femmes on a constaté une notable augmentation de volume.

La ménopause influe aussi, et, d'une telle façon, que pour les affections du sein, cette période de la vie peut être appelée, à juste titre, âge critique. Rien n'est plus commun, en effet, que de voir des adénômes jusque-là stationnaires pendant de longues années, subir alors un accroissement considérable et en quelques mois.

Ainsi c'est toujours l'arrêt de l'écoulement des règles qui préside à leur développement. Il y a là une analogie frappante avec ce qui se passe au moment de la grossesse.

Ces faits, qui sont de la plus haute importance au point de vue de la pratique chirurgicale, sont encore de nouvelles preuves en faveur de la théorie que nous avons soutenue.

Ces tumeurs récidivent facilement, et lorsque cet accident se produit, tantôt on retrouve une tumeur exactement semblable à la première, comme nous l'avons constaté plusieurs fois, tantôt, d'après M. Cornil, une tumeur dans laquelle l'élément glandulaire aurait totalement disparu, et serait composé de tissu fibro-plastique. M. Cornil s'appuie même sur ce fait, pour nier la nature glandulaire de ces tumeurs.

Quelle que soit l'autorité de M. Cornil en pareille matière, je crois qu'il est tombé sur des exceptions ; le fait serait général, qu'il ne prouverait rien. Ces végétations de tissu fibro-plastique arrivent à un tel développement, qu'elles peuvent finir par constituer la masse principale, car on sait avec quelle facilité ce tissu se reproduit sur place, tant qu'il en reste quelques débris, dans les cas même les plus bénins, comme dans les végétations du gland ou de la vulve. En supposant que le chirurgien ait enlevé toute la partie glandulaire et laissé un peu de ce tissu fibro-plastique, on aura une récidive, et la tumeur ne sera plus glandulaire. Si, au contraire, ce tissu glandulaire a été laissé, c'est lui qui formera un nouveau bourgeonnement, comme nous en avons vu bien des exemples.

Quoi qu'il en soit, ces tumeurs récidivent, mais sur place, et ne se généralisent pas. Elles constituent des accidents locaux, graves quelquefois, mais jamais les ganglions ne sont envahis, et jamais elles ne s'accompagnent de cette cachexie spéciale, propre aux diathèses cancéreuses.

PRONOSTIC.

D'après ce qui précède, étant admise l'idée que nous nous faisons de ces tumeurs, le pronostic qu'il y a lieu de porter sur une affection de cette sorte n'est pas le même pour nous que pour les médecins qui les confondent sous le nom de sarcômes avec une foule de tumeurs essentiellement différentes.

Or le pronostic consiste à résoudre ces deux questions :
1° La tumeur est-elle de celles qui se généralisent ?
2° Récidivera-t-elle ?

Nous répondrons non à la première proposition.

Quant à la seconde, elle est évidemment impossible à résoudre, elle ne devrait même pas être posée. Quelle est donc l'affection ne dépendant pas d'une maladie à évolution régulière, dont on puisse affirmer la non-récidive ?

On peut bien affirmer à un malade atteint d'accidents tertiaires de la syphilis, qu'il n'aura plus de plaques muqueuses; mais au moment où il est sous le coup des accidents secondaires, peut-on dire qu'une plaque muqueuse étant guérie, une autre ne se formera pas à côté ?

Aux divisions anatomiques que nous avons établies, correspondent des degrés divers dans la gravité des lésions.

L'adénôme simple et le kyste constituent les formes les plus bénignes, la tumeur à végétations (cystosarcôme) est la plus grave. Mais, comme nous l'avons dit, la transition peut s'opérer de l'une à l'autre; une tumeur purement glandulaire peut devenir cystosarcôme; enlevée, elle peut récidiver sous toutes les formes que renferme ce groupe.

Il y a donc tout lieu de craindre, même en présence d'un petit kyste isolé, le développement de la tumeur la plus volumineuse.

Cadiat.   4

Le traitement de ces tumeurs consiste à les enlever. Reste à savoir comment et à quelle époque.

La conclusion qui ressort de tout ce que je viens de dire, c'est que, du moment qu'une des mamelles a pu engendrer une production de cette nature, il est bien difficile de dire exactement où commence le mal et où il finit. Qui peut savoir si, à côté de la partie malade, il n'existe pas dans ce qui paraît sain à la vue et au toucher un cul-de-sac glandulaire visible à peine au microscope, en voie de bourgeonnement, puisque la production d'un kyste simple implique la prédisposition de la glande à former un adénôme. Cette prédisposition ne peut disparaître qu'avec l'organe lui-même.

Il semble donc que le parti le plus rationnel serait, du moment qu'on veut opérer, d'enlever le sein tout entier. Ainsi, quelque petite que soit la tumeur, on ne devrait rien laisser, aller au moins le plus loin possible des limites du mal, sinon ne pas faire d'opération.

Avant donc de prendre un parti aussi radical, il faut attendre et surveiller longtemps la malade.

Si la tumeur est stationnaire, il ne faut y toucher à aucun prix et attendre l'âge de la ménopause. Alors redoubler d'attention, et si la tumeur progresse, si elle gagne vers les couches profondes, l'enlever au plus vite avant que le tissu cellulaire ait commencé à bourgeonner.

CHAPITRE IV

Du Cancer.

Dans l'étude que nous venons de faire des tumeurs ade-noïdes, nous avons commencé par la détermination exacte de leurs caractères anatomiques. Ces caractères établis, la nature de la lésion élémentaire étant connue, nous avons pu remonter à la nature même de l'affection. C'est ainsi que, souvent, des caractères d'une lésion cutanée, on peut remonter à la maladie constitutionnelle. Pour le cancer que nous voulons, non pas étudier ici en détail, mais com-parer seulement aux tumeurs glandulaires, nous procéde-rons de la même façon.

Qu'est-ce donc que le cancer, au point de vue anato-mique?

M. Robin le définit ainsi : Une maladie du système épi-thélial. Dans cette maladie, les couches épithéliales, qu'elles dérivent de l'un ou l'autre des feuillets de l'embryon, se multiplieraient et reproduiraient les phénomènes des in-volutions embryonnaires.

La masse cancéreuse serait formée par des bourgeons épithéliaux, partant d'une surface muqueuse ou de celle qui se trouve au fond d'un cul-de-sac glandulaire.

Ces éléments épithéliaux, se multipliant, forment, d'une part, des masses végétantes qui se détruisent au fur et à mesure de leur développement, et, d'un autre côté, des prolongements multiples au milieu des tissus.

La section transversale de ces prolongements a un as-pect alvéolaire, d'où le nom de cancer alvéolaire.

D'après cette définition anatomique du cancer, il dériverait d'une maladie du système épithélial. Ce ne serait donc pas pour M. Robin un point circonscrit de l'organisme qui serait affecté, c'est tout l'ensemble des tissus, composés des mêmes éléments, et la généralisation ne serait pas un phénomène consécutif, elle exprimerait les manifestations multiples de la même prédisposition morbide.

A côté de ces tumeurs partant du système épithélial, on en voit qui appartiennent à d'autres systèmes anatomiques, osseux, cartilagineux, lamineux, etc., et qui ont les mêmes caractères de malignité, de généralisation, et, par conséquent, doivent aussi être appelées cancers, car chaque tissu a son cancer. Mais toutes ces tumeurs ne se voient pas à la mamelle. Le cancer épithélial au contraire s'y rencontre fréquemment, c'est donc lui seul qui va nous occuper pour le moment.

Dans le cancer du sein, nous rencontrons encore trois parties à étudier appartenant au sein à l'état normal, et nous allons voir ce qu'elles deviennent dans l'évolution de la tumeur :

1° L'épithélium ;

2° Les conduits galactophores ou les culs-de-sac glandulaires suivant les époques ;

3° Le tissu lamineux.

Les modifications que subissent les cellules épithéliales dans les tumeurs de cette nature se trouvent décrites par tous les auteurs. Ce sont les cellules dites du cancer.

Tandis que dans tous les adénômes ces éléments conservaient leur régularité, dans le cancer au contraire la forme qu'ils affectent, leur volume, la multiplication des noyaux indiquent une formation rapide et irrégulière.

Dans les adénômes les anomalies de développement portaient sur le cul-de-sac glandulaire. Ici elles portent sur une partie plus simple, sur la cellule épithéliale.

La coupe d'une tumeur cancéreuse et des parties périphériques fait voir une série de gaînes épithéliales de toutes dimensions, dirigées dans tous les sens au milieu des autres tissus. Lorsqu'elles sont coupées transversalement comme le fait remarquer M. Robin, elles donnent l'aspect d'alvéoles remplies de cellules épithéliales, d'où le nom de cancer alvéolaire.

Ce qui les différencie des bourgeonnements épithéliaux produisant les culs-de-sac glandulaires des adénômes, c'est qu'elles ne possèdent jamais la paroi propre qu'ont ces derniers et qui les sépare du tissu lamineux périphérique.

Les cellules épithéliales sont immédiatement en contact avec lui. Comme nous l'avons fait voir précédemment, l'enveloppe régulière du cul-de-sac glandulaire existe toujours dans l'adénôme, jamais autour des gaînes épithéliales du cancer.

Tissu lamineux. — Nous avons vu dans l'adénôme le tissu lamineux de cloisonnement tantôt rester indifférent, tantôt bourgeonner et envahir les cavités glandulaires. Pour le cancer il en est de même. C'est-à-dire que tantôt on ne rencontre dans ce qu'on a improprement appelé les cloisons des alvéoles que les éléments normaux de la région, tantôt il s'est formé entre les amas de cellules épithéliales un grand nombre d'éléments embryonnaires du tissu lamineux, de même qu'autour des culs-de-sac ou des kystes de l'adénôme, le tissu lamineux formait des végétations. La multiplication de ces éléments constitue la règle habituelle. Leur présence presque constante dans les deux cas établit une analogie évidente entre les bourgeonnements épithéliaux de l'adénôme et ceux du cancer.

Alors que les cellules épitheliales se détruisent au fur et à mesure de leur formation, les éléments du tissu lamineux, au contraire, accompagnant les vaisseaux, se développent complètement, et arrivent à constituer des trabécules de tissu fibreux.

Or, d'après la théorie exposée par M. Robin sur la formation de ce tissu, à une certaine période, il subira un phénomène de retrait.

Ce retrait s'opérant sur des parties sans résistance les rapprochera l'une de l'autre, et ainsi la tumeur se rétractera dans son ensemble, attirera à elle les tissus avoisinants, d'où le plissement de la peau donnant l'aspect de peau d'orange, et la rétraction du mamelon.

De même que nous avons vu l'adénôme modifié par les végétations de tissu lamineux, de même ici nous verrons le cancer épithélial prendre une foule d'aspects différents, suivant que ce tissu lamineux se développera plus ou moins, suivant que dans la trame du cancer l'un ou l'autre des deux éléments qui le constituent prédominera. Mais de même aussi que l'adénôme restait toujours adénôme quand même il formait des masses bourgeonnantes, parce qu'il était toujours l'expression plus ou moins exacte du même phénomène physiologique, le cancer épithélial ne change pas de nature parce qu'il a la forme du squirrhe, de l'encéphaloïde ou du *sarcôme fasciculé*.

A ces différences dans la constitution anatomique entre ces deux espèces de tumeurs, correspondent naturellement des différences dans l'aspect extérieur, les symptômes et la marche.

Le propre de la tumeur glandulaire est d'être un organe surajouté avec toutes les parties nécessaires à sa nutrition ; le propre du cancer épithélial est d'être infiltré dans les tissus et de se détruire sur place, à mesure qu'il se développe.

L'une, par conséquent, sera séparable des parties environnantes, elle sera mobile sur elles ; l'autre, au contraire, adhérera entièrement aux tissus qui l'entourent par des milliers de prolongements, des bourgeons épithéliaux qu'il envoie dans leur épaisseur.

La première formera des masses exubérantes pleines de vitalité ; l'autre, des tissus ramollis friables.

Le tissu lamineux embryonnaire du *cystosarcôme* arrivera à former à la longue des masses fibreuses et dures Dans celui du cancer on trouvera toujours de distance en distance des parties prêtes à se ramollir et à s'ulcérer.

Rappelons encore les caractères assignés par Velpeau aux tumeurs cancéreuses.

« L'encéphaloïde, qui leur ressemble un peu, avec lequel elles ont été souvent confondues, se montre avec des caractères différents. Quoique globuleux et quelquefois assez ferme dès le principe, il se continue déjà avec les tissus voisins. »

« En le déplaçant, on constate bientôt qu'il entraîne avec lui les tissus comme s'il en faisait partie intégrante au lieu de glisser simplement sur eux. Se développant avec une certaine rapidité, la tumeur ne reste pas à l'état stationnaire.

« Son accroissement se fait presque toujours du côté des téguments ; il semble qu'elle ait besoin de s'échapper au dehors, de s'approprier la peau qui rougit bientôt et ne tente pas à se confondre avec elle, tandis que l'adénoïde caché au milieu des tissus normaux ne semble pas avoir notablement de propension à se porter en grossissant dans un sens plutôt que dans l'autre.

« L'encéphaloïde se complique en outre si souvent de ganglions, de traînées sous le grand pectoral, sous l'aisselle ou ailleurs, qu'on a là un autre caractère distinctif d'une haute importance. Ramolli, il offre ordinairement des bosselures dont la fluctuation, quoique fausse, est quelquefois si manifeste, qu'il faut une extrême habitude pour ne pas s'y méprendre. Avec les adenoïdes, les bosselures ou les kystes ne forment que des points isolés autour desquels la tumeur conserve toute sa densité, toute son élasticité. L'encéphaloïde ne va presque jamais jusqu'au voisinage de la peau sans la dénaturer ; la tumeur adénoïde peut acquérir des dimensions extrêmes, tout en conservant sa mobilité au-dessous des téguments, que souvent elle amincit sans en détruire les caractères normaux.

« En s'ulcérant, l'encéphaloïde s'épanouit en champignons fongueux qui tendent à se ramollir de plus en plus, qui tombent facilement en putrilage ou sous forme de pelotons mollasses ; tandis que l'adénoïde reste dure, élastique, saigne peu, ne tend pas à se détruire, à se détacher e conserve une teinte grisâtre, même en devenant fongueuse, en se dépouillant de la peau. »

L'encéphaloïde, de même que le squirrhe, le cancer en cuirasse, etc., constituent une seule et même classe bien distincte de la première, de l'adénôme. Ils ont leur origine dans les anomalies de développement des cellules du système épithélial.

Les premières se rattachaient à une fonction ; elles exprimaient les phénomènes placés sous sa dépendance, la fonction cessant d'exister, les troubles qui dépendaient d'elle directement finissaient ainsi. Les secondes, au contraire, ont leur cause dans la nutrition des éléments appartenant à un système anatomique ; elles sont donc la manifestation d'une maladie portant sur ce système tout entier ; elles n'ont donc pas d'âge.

Aussi, tandis que les tumeurs glandulaires n'apparaissent que pendant une certaine période, de 15 à 50 ans, tandis qu'elles restent des maladies locales, qu'elles n'envahissent pas les ganglions, qu'elles persistent des années sans s'accompagner de cachexie, les cancers épithéliaux se montrent à tous les âges, s'accompagnent de productions analogues dans les ganglions ou les autres organes, et avec eux on voit apparaître des troubles généraux de l'organisme. Ils sont diathésiques, constitutionnels, par conséquent héréditaires.

Nous avons vu les trois espèces de tumeurs, répondant aux trois types anatomiques dont j'avais parlé au commencement de ce travail :

L'hypertrophie mammaire, l'adénôme, le cancer.

La première est pour ainsi dire un organe nouveau surajouté. Parmi les éléments qui le composent, l'un ne s'est pas développé plus que les autres et à leurs dépens.

La seconde est formée par une involution épithéliale mais une involution régulière presque normale. Les culs-de-sacs glandulaires qu'elles constituent sont analogues à ceux des glandes.

Dans la troisième, les bourgeons épithéliaux se développent irrégulièrement, forment des amas cellulaires que rien ne limite, n'arrivent nulle part à constituer un organe comme ces culs-de-sac glandulaires. De là trois espèces de tissus pathologiques bien différents.

Mais si nous comparons entre elles les deux dernières espèces : le cancer et l'adénôme, nous trouvons des analogies frappantes. Ces analogies existent dans le mode de développement, dans les caractères anatomiques de la lésion, mais non dans la forme extérieure du tissu ni dans la *nature* de la maladie.

Que voyons-nous en effet dans toutes ces tumeurs?

D'une part, des masses épithéliales dérivant du feuillet blastodermique externe, et, d'une autre, des végétations de tissu lamineux dérivant du feuillet moyen.

La combinaison de ces involutions épithéliales et de ces bourgeonnements de tissu cellulaire produit une foule de formes, différentes dans l'une ou l'autre des deux espèces, mais au fond le phénomène est le même, comparé aux phénomènes embryogéniques. Comme chez le fœtus, c'est toujours d'un côté le feuillet épithélial qui produit une involution, et de l'autre le feuillet moyen qui envoie à sa rencontre des éléments embryoplastiques et des vaisseaux. La présence de la membrane hyaline, la forme des cellules établissent seules une séparation.

Ainsi anatomiquement, c'est toujours à un plan presque uniforme que peut se ramener la constitution de toutes ces tumeurs ; à ce point de vue, elles mériteraient à peine de former deux espèces différentes.

Mais l'anatomie pathologique est obligée de suivre la voie que trace devant elle la pathologie et celle-ci pour les nécessités de la pratique, crée chaque jour des espèces artificielles.

Des lésions presques identiques dans leurs caractères anatomiques, dans leur mode de développement doivent être classées à part, parce que cliniquement elles se comportent de façons tout à fait différentes. L'anatomie doit chercher sur quoi reposent ces différences qui passeraient inaperçues, sans la connaissance des maladies. C'est pourquoi elle ne peut marcher seule ni la première. Ainsi, dans les tumeurs cancéreuses et adénoïdes, des caractères qui n'ont pas d'importance en anatomie, en ont une très-grande pour séparer ces espèces nosologiques ; mais ces espèces elles-mêmes ne sont pas, comme nous l'avons montré, aussi nombreuses qu'on pouvait le croire, à un examen superficiel. Elles ne forment que deux catégories bien distinctes, au point de vue de la pathologie; et ana-tomiquement, c'est à peine s'il est possible de la diffé-rencier.

Ce qui prouve une fois de plus que cette simplicité si grande, qui préside à l'évolution des phénomènes nor-maux se retrouve encore dans le développement des tissus morbides.

EXPLICATION DE LA PLANCHE I.

Les figures 1, 2, 3 sont destinées à montrer d'une part les rapports entre la partie glandulaire du sein et la masse fibreuse, et d'une autre les différences de structure entre ces mêmes parties glandulaires en dehors de la grossesse et pendant la lactation.

Fig. 1. — Canaux glandulaires d'une femme ayant eu des enfants, mais n'étant pas enceinte.

  a. Extrémités des canaux remplis de noyaux et de matière amorphe.

  b. Tissu fibreux.

  c. Noyaux entourant les extrémités des conduits.

Fig. 2. — Lobules d'une femme pendant la lactation, dessinés au même grossissement que la figure 1.

  a. Parois des culs-de-sac glandulaires.

  b. Tissu fibreux réduit à l'état de cloison.

  Epithélium ; grossissement $\frac{1}{200}$.

Fig. 3. — Cette figure faite à un grossissement moindre $(\frac{1}{40})$ montre le peu de volume des conduits par rapport au tissu fibreux.

  a. Conduits glandulaires.

  b. Tissu fibreux intermédiaire.

EXPLICATION DES PLANCHES II ET III.

PLANCHE II (nº 1).

Fig. 1. — Dessin d'une coupe sur laquelle on aperçoit les culs-de-sac à leurs différentes phases de développement. — Grossissement $\frac{50}{1}$.

  A, A, A. Petits culs-de-sac tels qu'ils sont dans la mamelle pendant la lactation.

  B, B. Culs-de-sac déjà dilatés. Un vide commence à se faire au centre.

  C. Etat intermédiaire entre le cul-de-sac et le kyste.

  D. Kyste apercevable à l'œil nu.

Fig. 2. — A. Cellules vésiculeuses prises à la surface d'un kyste de 2 centimètres de diamètre.

  B. Matière amorphe granuleuse interposée à ces éléments.

Fig. 3. — A. Cellules du grand cul-de-sac figuré en D.

  B. Globule de colostrum pris au même point.

PLANCHE II (n° 2).

Ces dessins ont été faits d'après une préparation de A. Bouveret, interne des hôpitaux.

La pièce qui lui avait servi a été perdue, de sorte que nous n'avons pu avoir aucun renseignement sur la forme extérieure, la marche, les symptômes de la tumeur.

On peut voir ici la disposition et l'aspect des canaux galactophores comparés aux culs-de-sac glandulaires. — Alors que les premiers sont atrophiés, complètement revenus sur eux-mêmes; les seconds sont au contraire très-volumineux et ont déjà, par places, pris la forme de kystes.

Ce que nous avons figuré se retrouve dans beaucoup de points de la préparation de M. Bouveret et nulle part nous n'avons vu de communication entre ces petits kystes et les canaux excréteurs qui deviennent presque invisibles au voisinage des culs-de-sac.

La disposition des épithéliums des culs-de-sac est la même que celles que nous avons déjà représentées. Dans les canaux encore perméables on distingue des cellules épithéliales et des gouttes de graisse.

A, A. Canal excréteur dans lequel on distingue des gouttes de graisse libres et çà et là des cellules épithéliales tapissant la paroi.

B, B, B. Ses divisions en plusieurs troncs effilés dont les parois sont accolées et ne laissent pas de cavités entre elles.

c, c. Subdivisions des troncs secondaires dont les petits rameaux vont se terminer aux culs-de-sac dilatés sans pénétrer dans leur cavité.

d, e, f, g, h, i. Culs-de-sac à divers degrés de développement avec les transformations des épithéliums décrites plus haut.

PLANCHE II (n° 3).

Dessin se rapportant à la tumeur décrite dans la seconde observation.

FIG. 1. — Culs-de-sac à divers degrés de développement. Grossissement $\frac{80}{1}$.

FIG. 2. — Cul-de-sac plus volumineux.

a. Sa paroi propre.

b. Couche épithéliale.

FIG. 3. — a. Paroi propre.

b. Couche épithéliale.

g. Masse de graisse au centre de la cavité.

FIG. 4. — a. Cellules contenus dans les culs-de-sac.

b. Cellules pleines de granulations.

c. Cellules ayant perdu leur noyau et ayant la forme utricu-
laire.

PLANCHE III (n⁰ 1).

Dessin se rapportant à la 3ᵉ observation.

A, B, C, D. Culs-de-sac à divers degrés de développement.
Grossissement $\frac{80}{1}$.

FIG. 2. — Grands culs-de-sac. Grossissement $\frac{150}{1}$.

FIG. 3. — Trame fibro-plastique intermédiaire.

PLANCHE III (n⁰ 2).

Figures représentant les différentes parties d'une tumeur enlevée par M. Gosselin, au mois de novembre 1873.

FIG. 1. — Culs-de-sac très-développés, avec leur paroi propre, et
les cellules épithéliales qui la tapissent en voie de transformation. Grossissement $\frac{150}{1}$.

a. Paroi propre.

b. Couche épithéliale.

c. Cellules devenues utriculaires.

FIG. 2. — Culs-de-sac plus volumineux commençant à être envahis
par des végétations. Grossissement $\frac{80}{1}$.

a. Paroi propre.

b. Couche épithéliale.

Fig. 3. — Détail de la végétation B au grossissement de $\frac{360}{1}$.

a. Paroi propre.

b. Noyaux avec matière amorphe non segmentée.

c. Cellules normales.

d. Cellules utriculaires.

PLANCHE III (n⁰ 3).

Tumeur fibro-plastique.

FIG. 1. — Fissures entre les végétations formées d'éléments fibro-
plastiques.

FIG. 2. — Couches d'épithélium polyédrique, tapissant la surface
de ces lacunes, qui rappelle tout à fait un cul-de-sac par la
forme, la disposition de l'épithélium. Il n'y manque que la paroi
propre.

b. Couches d'épithélium normal reposant immédiatement sur
le tissu fibro-plastique.

o. Cellules épithéliales devenues utriculaires comme dans les
cas précédents.

TABLE DES MATIÈRES.

pag.

Avant-Propos 5

CHAPITRE I. — Anatomie du sein 8

CHAPITRE II. — Tumeurs du sein (Anatomie pathologique).. 17

   Hypertrophie mammaire. 18

   Adénomes . . . . , ... 20

   Tumeurs alvéolaires, kystes, etc. 24

   Cystosarcomes 29

   Tumeurs fibro-plastiques. 37

   Conclusions tirées de l'anatomie pathologique. 39

CHAPITRE III. — Considérations générales sur la nature des adénomes, leur pronostic et leur traitement 44

CHAPITRE IV. — Du cancer. 61

A. Parent. imprimeur de la Faculté de Médecine, rue Mr-le-Prince, 31.

Fig. 1.

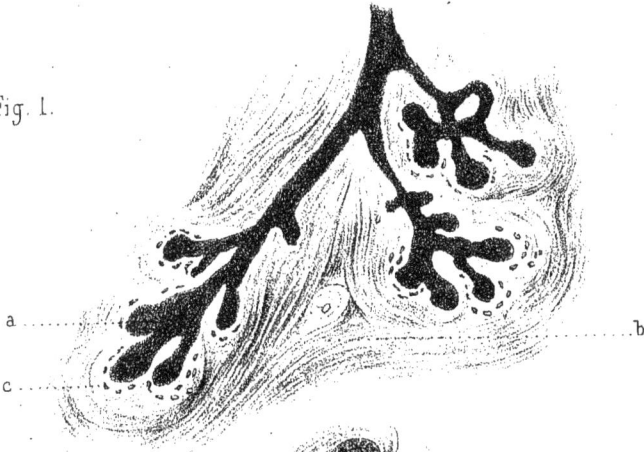

a .... b

c ....

Fig. 2.

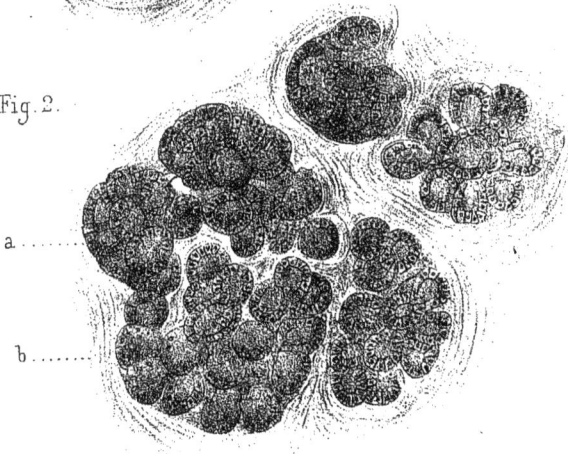

a ....

b ....

a

Fig. 3.

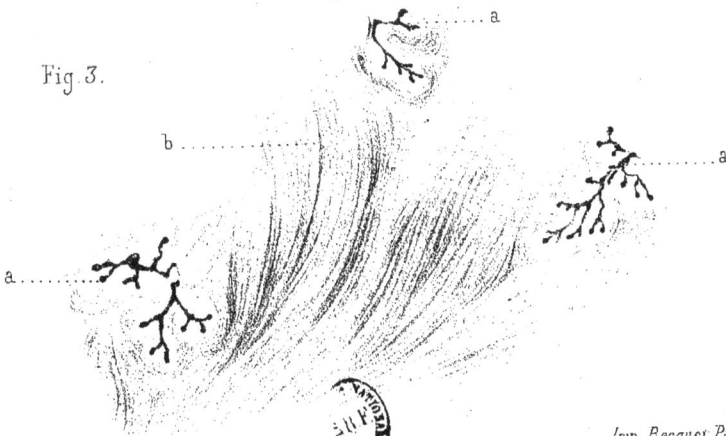

b ....

a

a ....

Cadiat del.

Imp. Becquet, Paris.

Structure de la mamelle à l'état normal.

Fig.1. Nº 1.

Fig. 2.

Fig. 3.

Nº 2.

Nº 3.

Fig. 4.

Fig. 1.

Fig. 2.

Fig. 3.

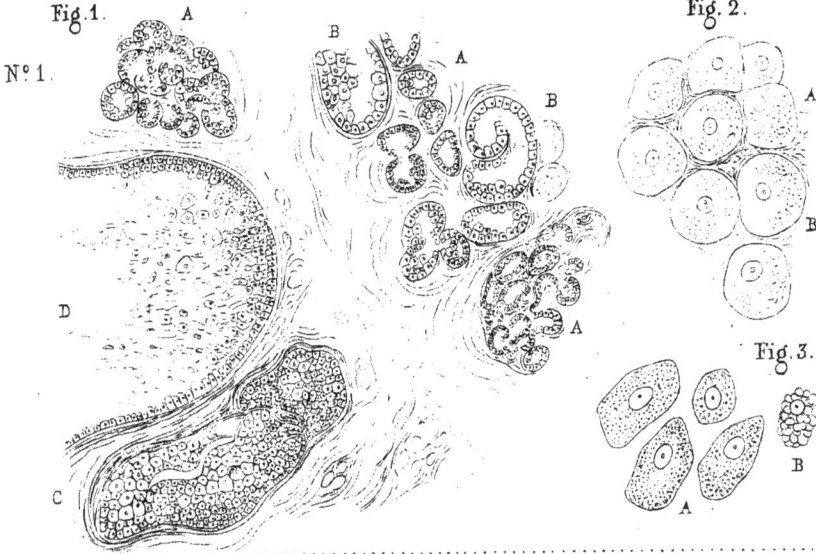

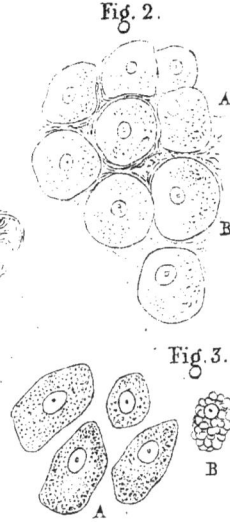

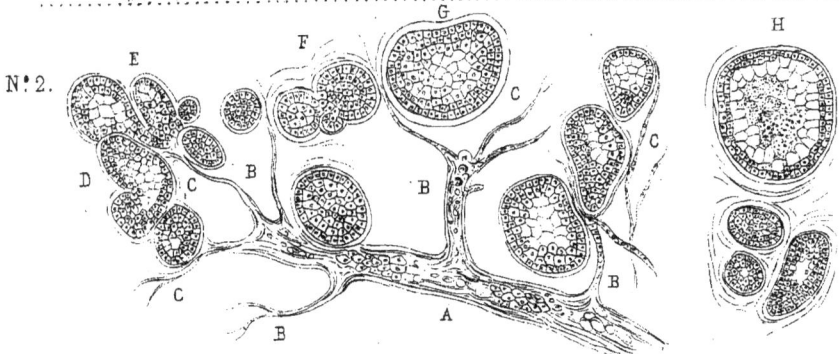

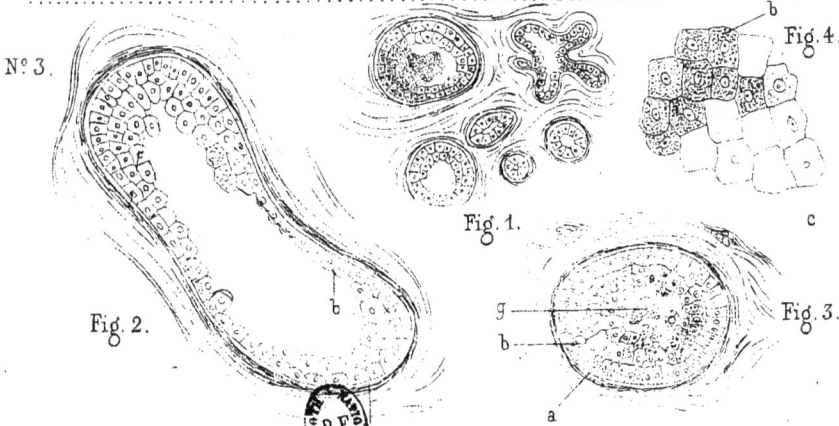

Cadiat ad nat. del.

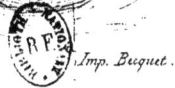

Imp. Becquet.

Th. Deyrolle lith.

Structure des tumeurs cystiques du sein.

Germer Baillière, Libraire à Paris.

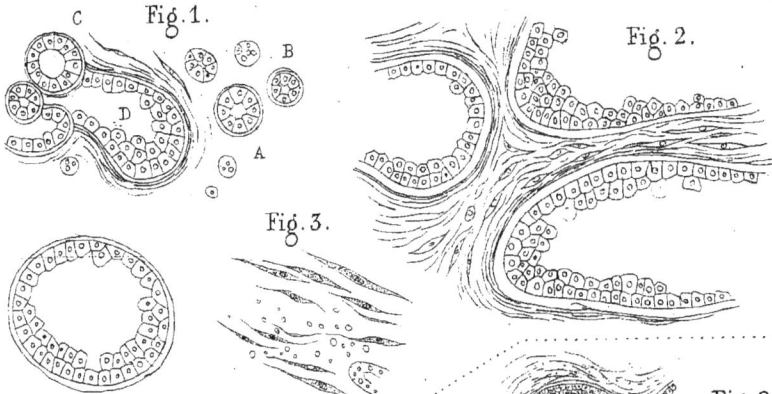

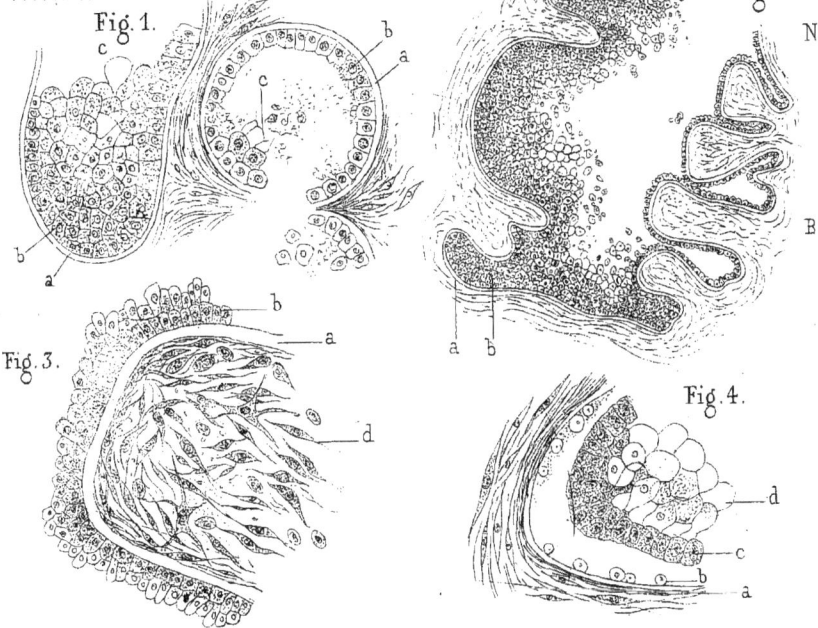

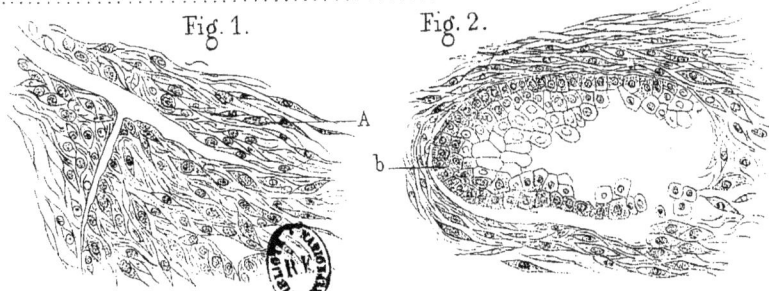

Cadiat ad nat. del.   Imp. Bucquet.   Th. Deyrolle lith.

Structure des tumeurs cystiques du sein.

Germer Baillière, Libraire à Paris.

www.ingramcontent.com/pod-product-compliance
Lightning Source LLC
Chambersburg PA
CBHW070903210326
41521CB00010B/2046